A GUIDE OF SCOLIOSIS

脊柱侧弯一本通

罗义 著

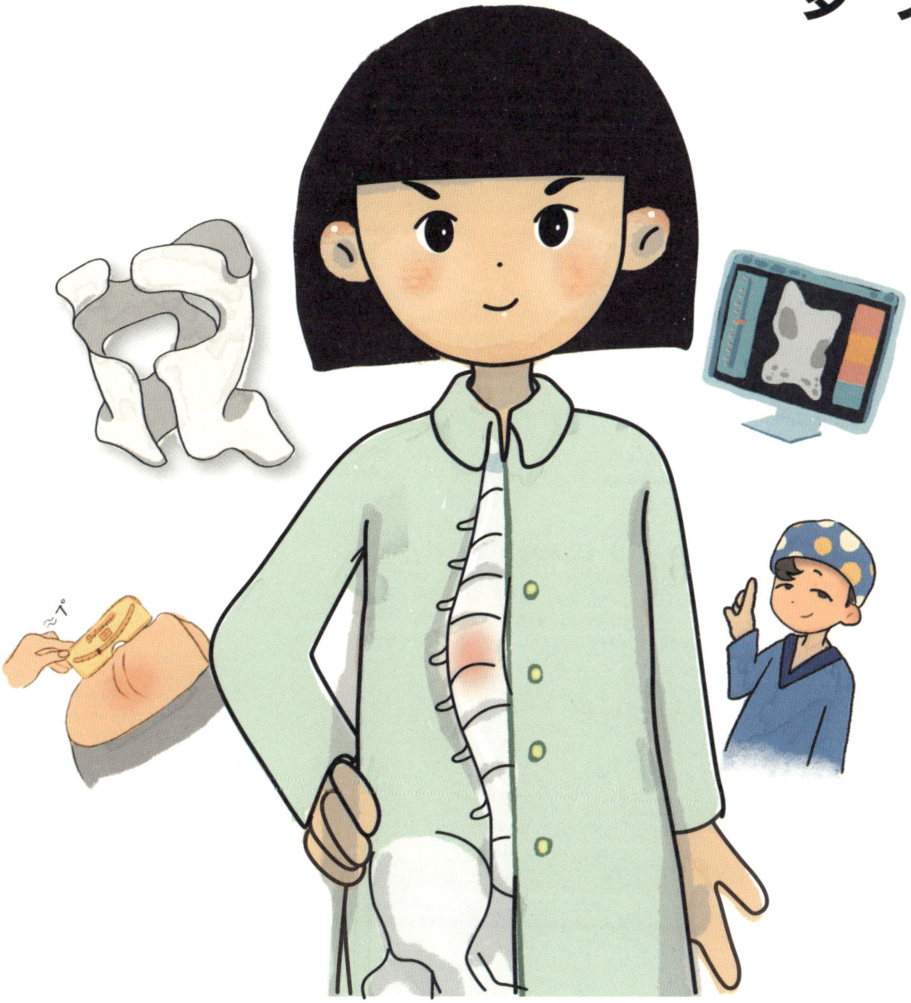

中国出版集团有限公司

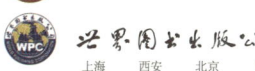

世界图书出版公司

上海　西安　北京　广州

图书在版编目（CIP）数据

脊柱侧弯一本通 / 罗义著. -- 上海：上海世界图书出版公司，2025.6（2025.7重印）.

ISBN 978-7-5232-2210-2

Ⅰ. R682.3

中国国家版本馆 CIP 数据核字第 2025BA1207 号

本书受以下项目支持

2023 年上海市健康科普专项 JKKPZX-2023-B16

2025 年静安区科普项目 KP2025058

书　　名	脊柱侧弯一本通
	Jizhu Cewan Yibentong
著　　者	罗义
出 版 人	唐丽芳
责任编辑	陈寅莹
装帧设计	南京展望文化发展有限公司
出版发行	上海世界图书出版公司
地　　址	上海市广中路 88 号 9-10 楼
邮　　编	200083
网　　址	http://www.wpcsh.com
经　　销	新华书店
印　　刷	江阴金马印刷有限公司
开　　本	787mm × 1092mm　1/16
印　　张	10
字　　数	170 千字
版　　次	2025 年 6 月第 1 版　　2025 年 7 月第 2 次印刷
书　　号	ISBN 978-7-5232-2210-2/R · 770
定　　价	83.00 元

作者介绍

罗　义

上海市儿童医院（普陀新院）小儿骨科副主任医生

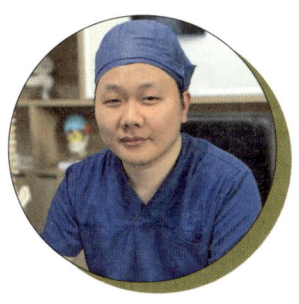

上海市疾病预防控制中心特聘学生常见病防控宣讲专家，从事儿童脊柱外科临床工作18年，擅长儿童脊柱侧弯的治疗。

师从复旦大学儿科医院郑珊教授，2007年毕业于复旦大学上海医学院临床医学七年制小儿外科专业。2015年赴以色列特拉维夫医疗中心Dana儿童医院，完成为期一年的脊柱外科访问学习。

现任SICOT（国际矫形与创伤外科学会）中国学会上海分会委员，中国民族卫生协会医院医师分会委员。主持2023年度上海市卫健委脊柱侧弯科普课题一项，入围2024沪科普优秀视频百强，在抖音、小红书开设脊柱侧弯科普专栏。曾获上海康复医学科技奖（推广类）一等奖。与上海市第三女子中学形体教师、长宁区工匠施丽娜老师共同创作摄制《美龄形体脊柱活力操》。

现为上海市科普作家协会会员。以第一（通讯）作者身份发表核心期刊论文10余篇，其中7篇为SCI论文（包括1篇发表于国际骨科顶级期刊 *Bone and Joint Journal* 的论文）。

编委会名单

著　　者　罗　义

审　　校　朱晓东

绘　　图　路昀熙（Lucy）

创意支持　Maki高

编　委（按姓氏拼音排序）

陈梦婕　顾志清　李婷婷　陆群峰　马琪超

施丽娜　孙　莉　田　园　王一臣　吴　磊

于　怡　张夏芸　张媛媛

序

当您翻开这本书时，或许正站在一条充满未知的道路上。脊柱侧弯——这个看似陌生的医学名词，可能已经悄然改变了您或您所爱之人的生活轨迹。但请相信，您并不孤独。脊柱侧弯是威胁我国中小学生健康的第三大问题，被《"健康中国2030"规划纲要》列为青少年重点筛查疾病。脊柱侧弯被纳入中小学生体检必检项目这一举措，宛如一道光照进了许多家庭的生活，让无数潜在的脊柱侧弯问题得以被发现。每一个被检测出的病例背后，都是一个家庭从初闻时的惊慌失措，到积极寻求治疗方案的不懈努力的过程。在探索治疗与康复的漫漫长路上，人们渴望更专业的指导、更全面的知识。此刻，呈现在您眼前的这本书，它绝非普通的医学读物，它的每一页都凝聚着医学的智慧、患者的勇气与无数家庭的信念。愿它成为您手中一盏温暖的灯，照亮前行的方向。

从古希腊医者用麻绳和木板的原始矫正，到现代3D支具的精密切割；从施罗特操百年来不断优化的呼吸疗法，到人工智能与手术机器人掀起的医疗革命——人类与脊柱侧弯的抗争史，是一部交织着科学探索与人性光辉的史诗。而今天，您正是这段历史的参与者。这本书不是枯燥的医学指南，而是一本充满人文气息的"战友手册"。您会看到不同时代、不同年龄的抗弯斗士们如何与侧弯共处：戴支具的孩子在体育课上悄悄挺直脊背，术后少女在舞蹈室重新踮起脚尖……这些真实的故事里，藏着比X线片更重要的东西——希望。

作为医者，我们深知脊柱侧弯带来的不仅是躯体的弯曲——青少年的自我怀疑、父母的焦虑、成年后的生活挑战，这些无形的重量往往比 Cobb 角度的数字更令人揪心。因此，书中特别设置了心理指导章节，用同理心取代说教，用实用工具替代空泛安慰。当您读到"走进孩子的心"时，或许会遇见那个曾经不知所措的自己；当您翻阅"谣言粉碎机"时，可能会释然一笑，卸下许多无谓的担忧。请特别注意"快问快答"和"避坑列表"，这是从数万例临床咨询中提炼的精华。它们像老友的忠告，帮您绕过治疗路上那些隐蔽的陷阱；"姿势与运动建议"章节更像私人康复师，用最易懂的语言指导日常养护。当您未来在不同章节间跳转查阅时，这本书便真正成为您家庭健康管理的一部分。

科技正在重塑脊柱侧弯的治疗图景：3D 打印支具让矫正更精准，导航机器人把手术误差控制在毫米级，新媒体平台让偏远地区的患者也能获得专家指导……但无论技术如何革新，治疗的核心始终是"人"。在抗争中生长出的生命韧性，才是对抗侧弯最强大的支具。

谨以此书献给所有在晨光中认真佩戴支具的孩子，献给深夜查阅资料焦虑难眠的父母，献给在手术同意书上签下名字时颤抖却坚定的手。愿每一次呼吸训练都成为重塑信心的契机，愿每一道手术瘢痕都化作成长的勋章。抗弯之路，道阻且长，但您看——前方已有光。

是为序。

上海市卫生健康委员会健康促进处处长　　王　彤

前　言

　　不知不觉，从以色列回国已经第九个年头——2015年，我以访问学者身份赴以色列特拉维夫医疗中心Dana儿童医院，学习脊柱畸形的诊治，为期一年。之所以要出国学习脊柱畸形的诊治，是因为在那个阶段，我们国家青少年及儿童脊柱问题都被成人脊柱科代管，几乎没有儿童专科医院擅长这方面的诊治。当时的国内小儿骨科教学体系中，也几乎看不到太多的脊柱外科的内容。而与此同时，世界上绝大部分国家的儿童脊柱疾病患儿都会去当地儿童医院治疗，比如加拿大多伦多患儿会去多伦多儿童医院，美国波士顿患儿会选择波士顿儿童医院。作为上海市儿童医院的骨科医生，我认为自己有责任和义务创设专门针对儿童的脊柱外科。经过在以色列工作学习8年之久的儿童神经外科专家肖波博士的介绍，我联系到在欧洲享有盛誉的儿童脊柱外科专家Dror Ovadia医生，促成了这次学习之旅。

　　Dror Ovadia是特拉维夫医疗中心小儿骨科主任，每年要为超过150名脊柱侧弯患儿做手术，要知道以色列的人口也只不过800余万，相当于垄断了该地区的小儿脊柱手术。我在以色列的老师有两位，除了Dror Ovadia外，另一位是David Lebel，至今我仍然由衷地感谢他们对我无私的指导和帮助。我跟着他们去门诊、病房，观摩手术以及参加Journal Club（每个月1次，在某一位医生家中聚会并分享这个月最新的医学文献），从脊柱门外汉开始，逐渐了解和开始掌握脊柱侧弯的诊治原则和手术方法。其间完成了超过100台脊柱侧弯手术。以色列几乎没有中小学脊柱侧弯筛查，因此，大部分患儿就诊时已经是比较严重，需要支具甚至手术治疗。而这些手术患儿从预约到真正住院之前还需要等上好几个月。当时在以色列做侧弯手术，内固定用的是K2M公司的系统，这是种非常方便的系统。对于10岁以内的患儿，治疗使用的是魔法棒，即Magec Rod。无奈这2种神器尚未通过国家药品监督管理局的审批，国内暂时无法使用。

回国之后，我做的第一件事情就是在上海市儿童医院开设脊柱外科门诊，但由于当时国内对这种脊柱疾病的认知有限，诊室可以用门可罗雀来形容。为了让家长和儿童逐步认识这种疾病，也为了进一步了解脊柱侧弯在国内的发病情况，我所在的团队与上海市静安区疾病预防控制中心合作，对原静安区内的中小学开展了脊柱侧弯筛查，3 000多人的规模下确诊脊柱侧弯发病率达1.9%。慢慢地，来儿童医院脊柱外科门诊的患儿越来越多。2016年7月，我为小钱（化名）做了回国后第一例脊柱后路融合术，手术非常顺利，术后恢复也很好。如今小钱已经大学毕业，最近我邀请小钱将手术的这段心路历程拍摄成视频，感兴趣的读者可以在短视频网站中搜索该视频，一起见证。本书中我自称"老罗"也是在短视频网站中做科普时的习惯。

2020年起，我与Maki高合作，开始了短视频脊柱侧弯科普之旅，至今完成了几百个侧弯短视频，播放量上亿。读者可扫描书中二维码或到老罗视频网站上观看相关视频。同时，我还经常去中小学做脊柱侧弯科普宣讲，协助基层筛查脊柱侧弯。2024年我获聘为上海市疾病预防控制中心学生常见病防控宣讲专家。感谢Maki这些年的陪伴！我们共同的努力，使得孩子和家长们对于脊柱侧弯有了更直观的感受。

2024年，我还有幸结识了上海市第三女子初级中学形体课老师、长宁区工匠施丽娜。施老师在上课过程中经常发现孩子有不良体态，甚至明显的高低肩、剃刀背，经施老师推荐到儿童医院脊柱外科门诊最终确诊侧弯的也并非个例。于是施老师就产生了设计一套改善体态的形体操的想法，这个想法与我不谋而合，这套《美龄形体脊柱活力操》应运而生，我也借此书把活力操呈现给各位读者。对于施老师多年来在中小学生形体教育中的孜孜不倦，表示钦佩！

近些年来，脊柱侧弯的发病率有上升趋势，已经跃居我国影响青少年健康疾病的第三位，我们国家也从政策面加大了脊柱侧弯的防治力度，中小学脊柱侧弯筛查在全国范围内基本铺开，脊柱健康状态录入学生健康档案。上海市今年明确了各区的转诊医院及流程，社会各界也越来越关注青少年脊柱健康。

与此同时，我的脊柱专病门诊的门诊量也逐年攀升。患儿中有来自乌鲁木齐、日喀则、兰州、香港等地的小朋友，甚至还有来自新加坡的患儿。我的工作得到了广大患儿及家长的认可，这给了我继续前行的力量和信念。

随着儿童脊柱侧弯逐渐被大众认识，我在门诊中也发现了一些对儿童脊柱侧弯疾病本身及治疗方式的误解。比如10°不到的轻微脊柱不对称，并不能诊断为侧弯，有人却忧心忡忡侧弯的存在，且害怕会加重。又如60°的侧弯，因为担心手术并发症，延误手术造成侧弯持续加重。再如30°侧弯配了支具，却因为不愿意长时间佩戴从而影响疗效。更有甚者，一些短视频制作者，为博眼球，夸大疾病的危害，刻意制造焦虑。而很多观众因无法分辨是非，成了焦虑传播链上的一环。

　　我经常需要花很多精力来安抚那些本不需要焦虑的患儿和家属。对此，我深感脊柱侧弯的科普任重道远，于是，我萌生了写一本通俗易懂的儿童脊柱侧弯科普书的想法。我希望各位患儿和家属放下不必要的焦虑，正确对待脊柱侧弯。根据脊柱侧弯的不同类型和严重程度，选择正规医院，采取合适的治疗方法。大部分侧弯属于轻度或中度侧弯，采用戴支具、做施罗特操的方法能够很好地控制侧弯不加重。即便对于重度侧弯，现代的手术技术也越来越成熟，风险越来越小。

　　由于脊柱侧弯从专业角度来阐述比较生涩难懂，同时，大众对脊柱侧弯的了解度也较低，因此，为了把脊柱侧弯的医学内容转化为普通老百姓容易接受的科普知识，本书不仅从文字上力求简单明了，而且配有大量精致的插画，希望给原本焦虑的读者，传递一份轻松和温暖。在此，我想向插画师Lucy说一声谢谢！

　　最后，我要向在本书编写过程中，给予我帮助的各位老师、朋友以及选择我作为主诊医生的患儿及其家属致以最由衷、最纯粹的感谢！

本书著者　罗　义

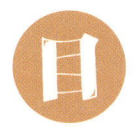
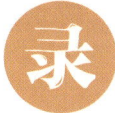

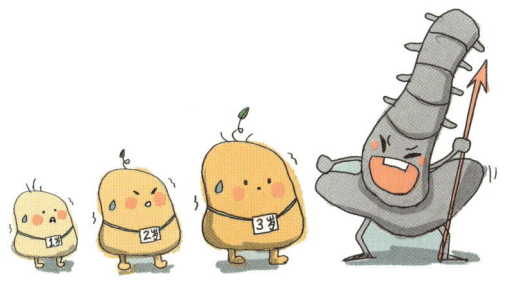

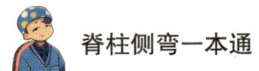

第一章

什么是脊柱侧弯

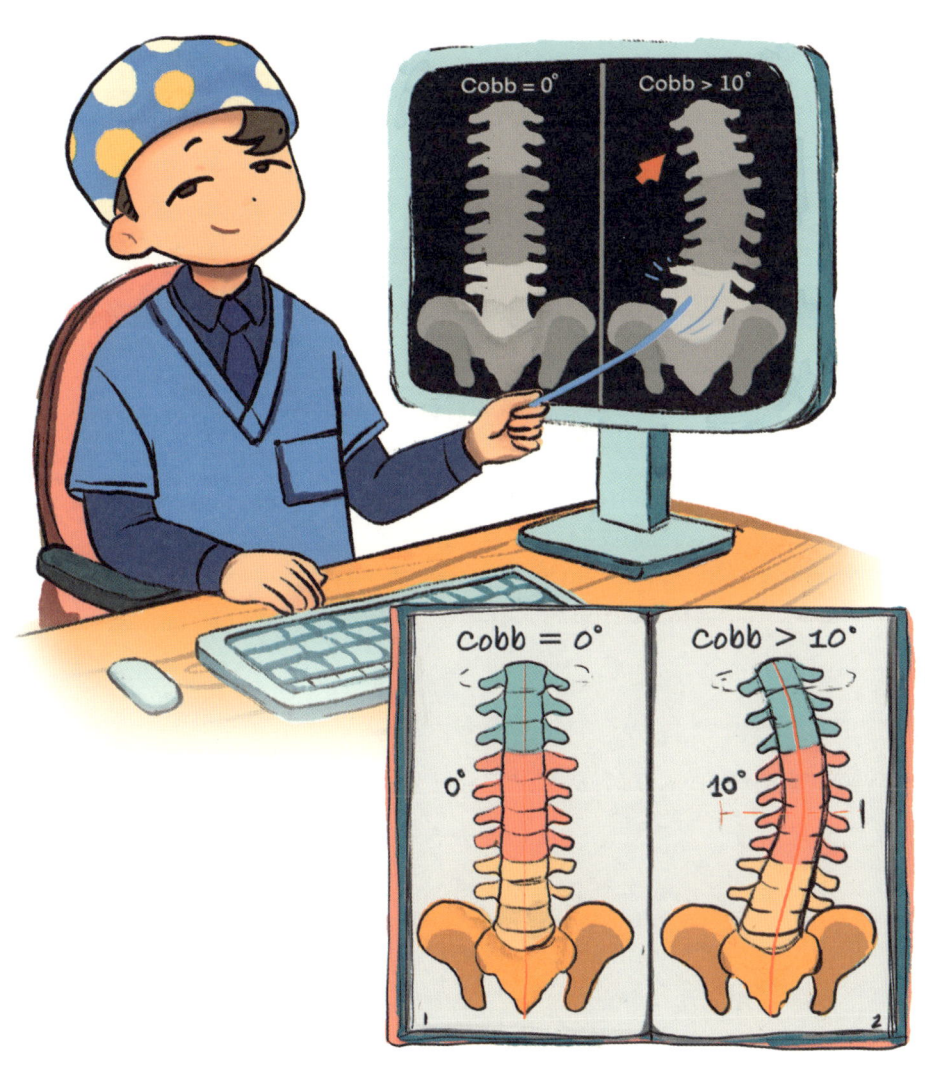

脊柱侧弯是一种古老的疾病，从四足动物到直立行走的灵长类诞生，脊柱侧弯也随之出现。似乎深藏在人类基因的某一深处绵延至今，却又让人捉摸不透。现代医学目前仍没有攻克脊柱侧弯病因这一难题。尽管如此，人们对脊柱侧弯的认知相较于过去有了长足的进步，已经能够非常自信地面对这个疾病，采取积极有效的治疗措施。生活不应因为脊柱侧弯而改变其美好！

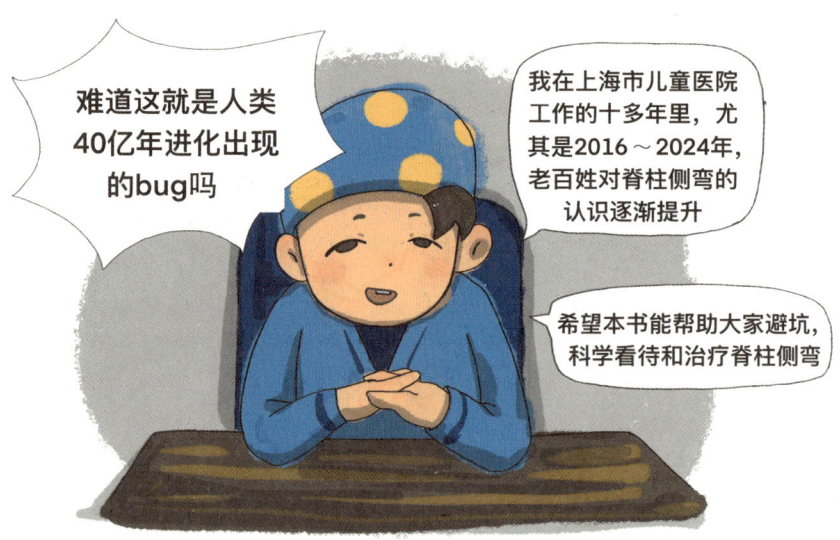

难道这就是人类40亿年进化出现的bug吗

我在上海市儿童医院工作的十多年里，尤其是2016～2024年，老百姓对脊柱侧弯的认识逐渐提升

希望本书能帮助大家避坑，科学看待和治疗脊柱侧弯

动物不会得脊柱侧弯

脊柱侧弯几乎是人类的专利，自然界其他有脊柱的动物几乎不会自发得脊柱侧弯。首要原因在于它们的脊柱为水平方向，与重力线垂直，脊柱不需要承担体重的压力；其次动物们都有充足的运动量，用于玩耍、捕猎或者逃避天敌，而不像现代人类经常久坐且缺乏运动，动物的脊柱周围肌肉能得到更多的锻炼，力量更大、更稳定，能够有效地支撑脊柱。但是，凡事都有例外，某些情况下动物也是有可能出现侧弯的，比如，船舶冲击可能造成鲸鱼的脊柱侧弯。

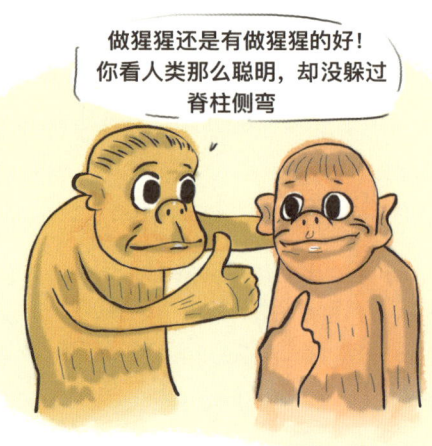

做猩猩还是有做猩猩的好！你看人类那么聪明，却没躲过脊柱侧弯

一、初识脊柱侧弯

1. 什么是脊柱侧弯

人体的脊柱是一种三维结构，正常情况下，从正面观察，脊柱呈一条直线；从侧面看，脊柱不是直线，而应该具有4个生理弯曲。当脊柱向侧方产生了弯曲，而这个弧度又超过了10°，医学上就定义为脊柱侧弯。实际上，人体并非完全镜面对称，例如，每个人左右脸都会有些许不对称，因此严格来说每个人的脊柱都或多或少会有侧方的弯曲，只要没有超过10°，都是正常现象。对此人不会有任何不适的感觉，也完全不需要担心。

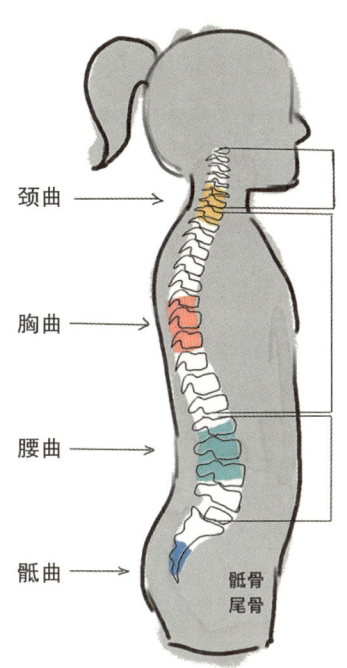

颈曲
胸曲
腰曲
骶曲
骶骨
尾骨

脊柱侧视图

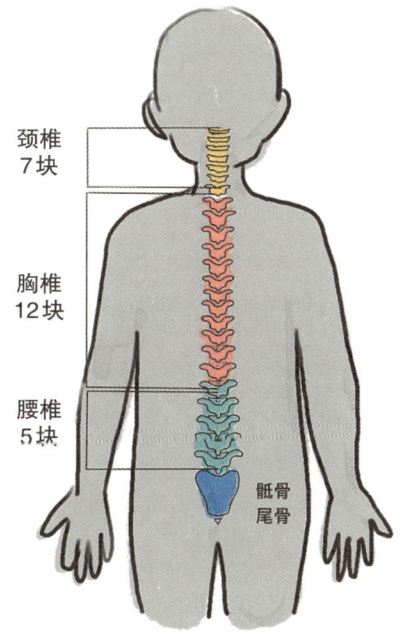

颈椎
7块
胸椎
12块
腰椎
5块
骶骨
尾骨

脊柱正视图

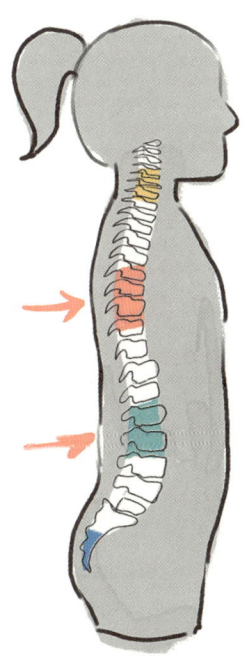

侧弯脊柱侧视图

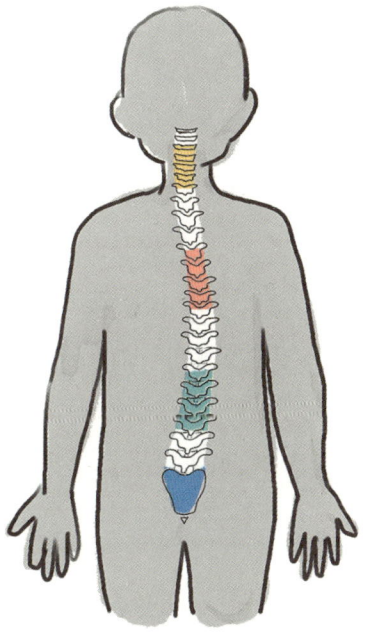

侧弯脊柱正视图

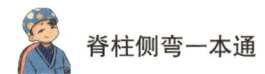

到底是脊柱侧弯还是脊柱侧凸

脊柱侧弯、脊柱侧凸甚至于脊柱侧凹，这3个名词在媒体、网络甚至教科书上目前处于混用状态。"凸"和"凹"这两个字充分体现了我国语言文化丰富的寓意和象征意义，凹对应着凸，凹凸象征着天地、新旧，代表了大自然的生生不息。但是单纯的凸和凹，并不全面，脊柱侧弯同时包含了凸和凹两方面的弯曲，凸侧的对面是凹侧，甚至同一侧可以同时包含凸的部分和凹的部分，凹凸是通过中立椎体移行转换的。一般定义角度最大的为主弯，主弯均认为是结构性或者真实存在的侧弯，次弯一般为代偿性质，有结构性和非结构性2种可能，非结构性的弯随着体位改变是有可能变直的，并不是真正的侧弯。因此，综上所述，老罗认为脊柱侧"弯"这种表达更为准确。

✿ **理解凹与凸**

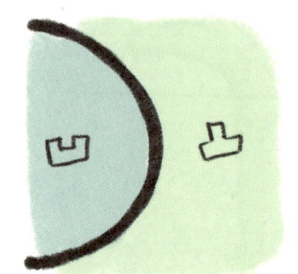

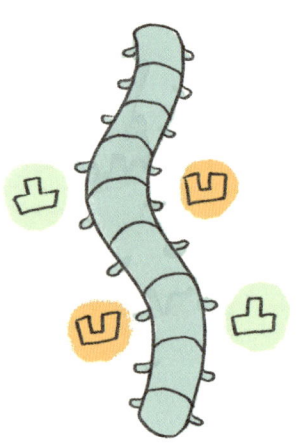

2. 青少年第三大健康问题

脊柱侧弯好发于青春期的女性，男女比例为1∶6，发病率为0.5%～3%，应该说是非常高了。2015年老罗所在的上海市儿童医院联合静安区疾病预防控制中心，在原静安区展开脊柱侧弯筛查，得到的该地区发病率为1.9%。相比较而言，儿童髋脱位发病率仅为0.3%，马蹄足仅为0.1%，这些已经是儿童骨骼畸形中最常见的疾病。近年来，脊柱侧弯在我国青少年中的发病率呈现上升趋势，已经成为继肥胖、近视之后，威胁中小学生健康的第三大问题。

3. 纳入常规体检

我国政府一向重视青少年健康，出台了一系列针对脊柱侧弯的政策。《健康中国2030规划纲要》将脊柱侧弯列为青少年重点筛查的疾病。《关于印发中小学生健康体检管理办法（2021年版）的通知》和《儿童青少年脊柱弯曲异常防控技术指南》等文件，将脊柱侧弯正式纳入中小学生体检必检项目，脊柱健康状况须记录在健康档案。

你知道世界脊柱健康日吗

每年的5月21日为世界脊柱健康日。脊柱是人体的"第二生命线"，是人体的支柱，内连五脏六腑，外接四肢。脊柱损害是"百病之源"，脊柱侧弯是儿童期间最常见的脊柱疾病。但人们普遍缺乏对脊柱侧弯的认识，忽视对脊柱侧弯的预防。每年这一天全世界脊柱健康工作者，包括医生、康复师、支具师等，都会宣传脊柱相关知识，旨在提高人们对脊柱健康重要性的认识，让人类远离脊柱痛苦。专家呼吁家长关注孩子的脊柱健康，从小培养良好的生活习惯和运动习惯，预防脊柱疾病的发生。

二、形形色色的各类侧弯

脊柱侧弯的种类非常多，这取决于采用什么角度去分类。但首先，我们在此强调**真正的侧弯指的是脊柱结构性的弯曲，是由于某些潜在原因造成的持久存在**

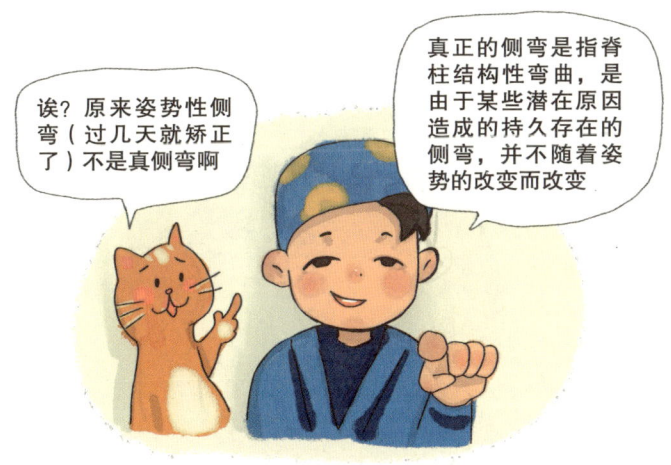

诶？原来姿势性侧弯（过几天就矫正了）不是真侧弯啊

真正的侧弯是指脊柱结构性弯曲，是由于某些潜在原因造成的持久存在的侧弯，并不随着姿势的改变而改变

的侧弯，并不随着姿势的改变而改变。而对于那些因为姿势不正导致的姿势性侧弯，其实是非结构性的，伴随着姿势纠正就能够恢复，并非真正的侧弯，因此也不需要治疗。

按照年龄分类，脊柱侧弯可分为婴儿型（0～3岁）、少儿型（4～9岁）、青少年型（10～18岁），其中10岁之前定义为早发性侧弯。青少年型占比80%以上，是最常见的发病年龄。18岁以上为成年型侧弯，其中大部分为儿童期间遗漏诊断进入成年阶段的，个别为真正成年发病的侧弯。

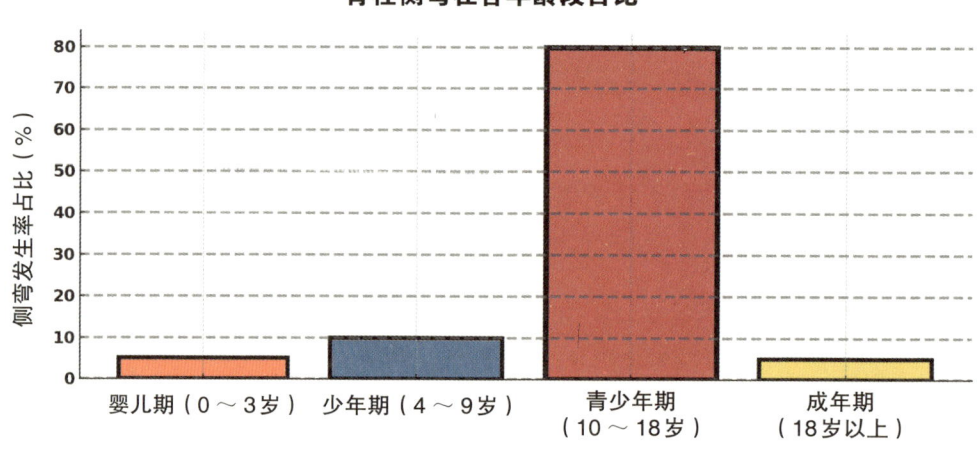

脊柱侧弯在各年龄段占比

按照病因，脊柱侧弯中80%为特发性侧弯，其余均为非特发性。特发性的意思是，没有特殊原因造成的，任何有明确病因的侧弯均不能称为特发性侧弯，比如，外伤后侧弯、先天畸形造成的侧弯等（详见本章第四节）。

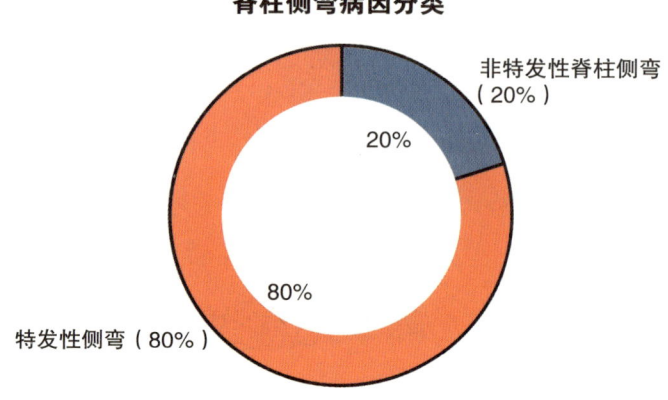

脊柱侧弯病因分类

按照严重程度，脊柱侧弯可分为轻度10°～25°、中度26°～45°、重度45°以上。80°以上为极重度，此时可能出现内脏压迫症状。

按照侧弯的形状，可以是S型弯或者C型弯。大部分患者其实为S型弯，主弯上或者下方有一个相应的代偿弯，这是人类的一种自我调节机制，如此而来，即便出现侧弯也不至于影响身体平衡，脑袋的重心大致与骨盆的重心保持一致。只有很少一部分患儿是真正的C型弯，如脑瘫患儿的侧弯，他们的神经肌肉出现了问题，往往身体控制平衡能力严重不足，难以通过代偿的方式稳定重心。

脊柱侧弯不同严重程度的病例占比

严重程度

严重程度
轻度（10°～20°）
中度（26°～45°）
重度（45°+）
极重度（80°+）

50%　30%　15%　5%

0　20　40　60　80　100

病例百分比（%）

三、脊柱侧弯自测六步法

由于脊柱一般需要从后方观察，孩子靠自身往往难以完成，建议在父母的协作下进行家庭自测。准备姿势，孩子自然站立，保持放松，双脚轻微分开与肩膀等宽，双手自然下垂。

第一步　确认骨盆是否水平。

首先，需要确认骨盆位置不能有高低，否则存在"长短腿"可能。如确有骨盆高低，需优先垫高一侧，使骨盆达到水平。

第二步　双肩是否等高。

第三步 肩胛骨是否等高。

第四步 腰线是否对称。

做体前屈，即Adam试验。双手前平举，缓慢向前弯腰，父母可站立于孩子后方向头部方向观察。

第五步 有无肋骨突出。

此时可借助侧弯尺测量顶椎旋转度（Apical Vertebral Rotation，AVR），此时实际测量的是侧弯的旋转度，此角度并非Cobb角。

第六步 棘突连线是否弯曲。

但是以上自测方法仅仅为初步筛查，绝不能代替专业筛查！

脊柱侧弯自测六步法

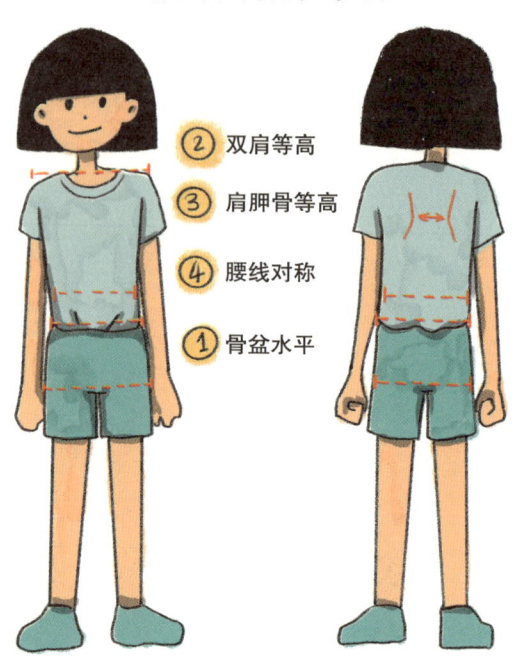

② 双肩等高
③ 肩胛骨等高
④ 腰线对称
① 骨盆水平

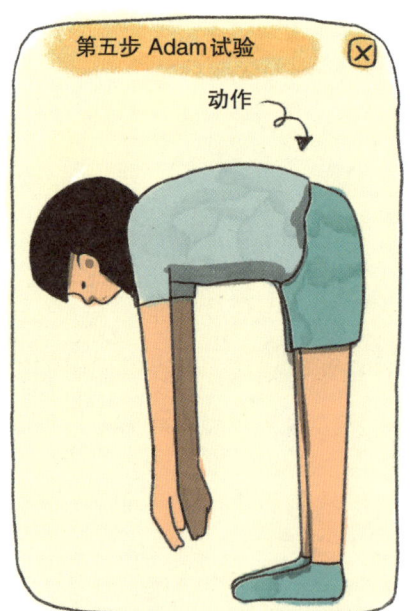

第五步 Adam试验

动作

Adam试验结果

正常　　　　　　侧弯

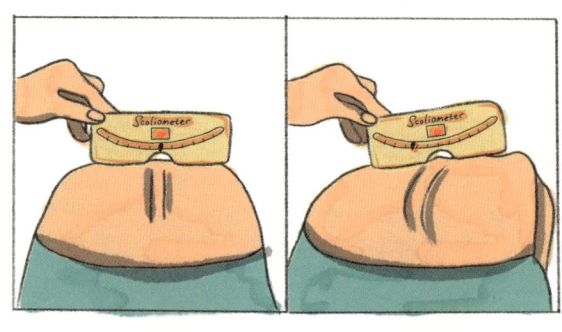

第六步

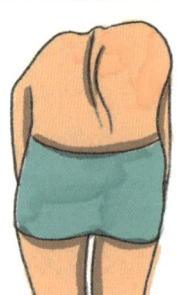

四、脊柱侧弯的发展过程

很多情况（超过80%）孩子发现侧弯时并没有特别的感觉，也找不到特别的病因，所以我们称之为特发性脊柱侧弯。特发性意即没有特殊原因而发作的。家属往往归咎于孩子没有好的站姿和坐姿，抑或书包过于沉重。可是这2个原因目前并没有被临床试验证实。也有人怀疑是遗传，但真正有家族史的侧弯患儿仅占整体的1/3，医学界目前认为脊柱侧弯绝不是某一个基因决定的，而是受多个基因、多种环境因素共同影响的复杂疾病。

还有部分患儿的侧弯能找到一定的病因，比如先天的脊柱畸形，最常见的就是半椎体。还有一类涉及神经肌肉异常的侧弯也不在少数，如脑瘫，这并非先天出现的侧弯，而在生长过程中，逐渐加重。此外，有许多综合征以及外伤、炎症、肿瘤等都可以导致脊柱侧弯，这些一律称之为非特发性侧弯。

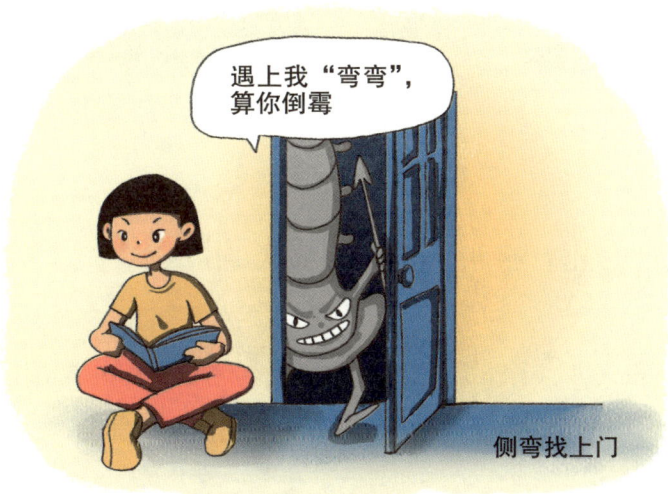

侧弯找上门

双胞胎侧弯都应该是一样的吗？

如果双胞胎都得了侧弯，直觉上我们会认为这一定和基因有关，而且双胞胎的侧弯应该是同一个形状。但是这并非事实。有一个有趣的研究搜集了12对同卵双生案例，经过X线片都确诊脊柱侧弯。其中一半的情况，双胞胎拥有相同的侧弯形状，但是另外一半病例却并没有。同卵双生的基因是完全相同的，但却出现了不同的侧弯形态，所以在基因以外一定有别的造成侧弯的致病因素[1]。说个题外话，同卵双生的身份证后4位也是完全不一样的，并不是相连的号码。

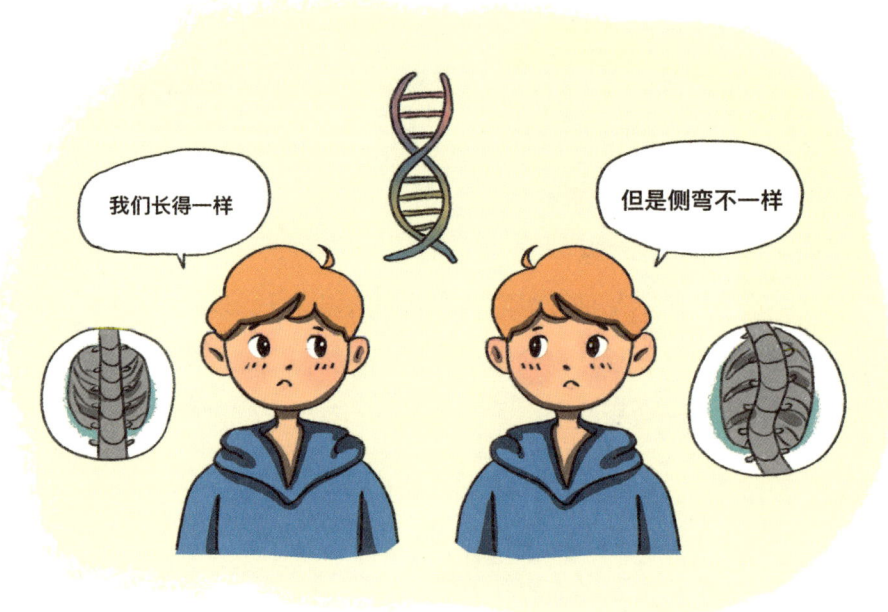

五、脊柱侧弯对孩子的影响

脊柱侧弯首先影响了外观，身体不对称，穿衣服也可能看得出，进而容易对于青少年的心理产生影响，有些孩子自尊心和自信严重受挫，甚至产生抑郁症。严重脊柱侧弯可能会产生内脏压迫症状，影响心肺功能。对于青少年脊柱侧弯，疼痛并非常见症状，且大多能自然缓解，往往成年以后疼痛才会显著出现。

对于中度以上的脊柱侧弯，治疗是需要的，可能是通过支具的方式，这样一来，平时睡觉的姿势、坐的姿势都会受到影响。当然，体育运动是绝对建议照常

[1] Schlösser TPC, Simony A, et al. The heritability of coronal and sagittal phenotype in idiopathic scoliosis: a report of 12 monozygotic twin pairs. Spine Deformity 2021 9: 51–55.

参加的，生命在于运动，基本上没有哪项运动对于脊柱侧弯来说是绝对禁忌的。除非是真正的极重度脊柱侧弯，80°以上有可能影响心肺，此时就不建议剧烈运动了。

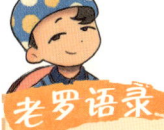

老罗语录

脊柱只有向侧方弯曲超过10°，医学上才能被定义为脊柱侧弯。

自行区分体态问题和侧弯，可遵照脊柱侧弯自测六步法进行初步筛查。

自测发现侧弯迹象，应及时就医，进行专业筛查，医生会根据孩子的年龄、侧弯程度等多种因素，制定个性化的精准治疗方案，以避免未来脊柱侧弯弧度变大。

第二章

过去如何治疗脊柱侧弯

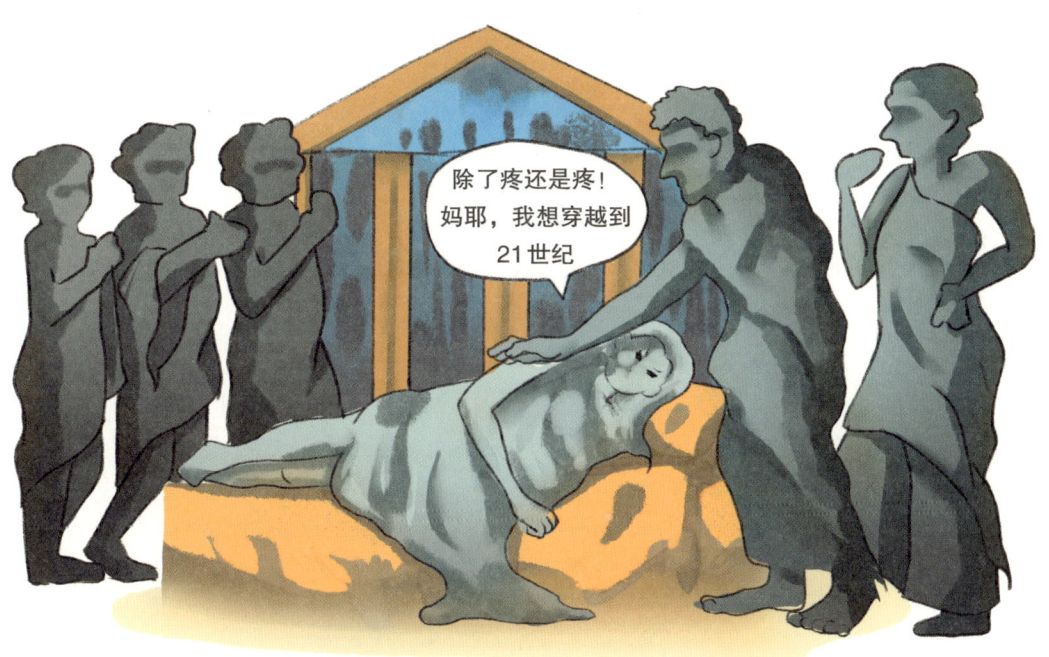

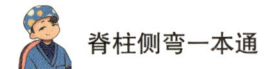

一、古希腊时期

　　恐怕人类诞生之前脊柱侧弯就已经存在了。四足动物到直立行走的灵长类，脊柱侧弯应运而生。早在希波克拉底时代就有关于侧弯的记载。人类治疗侧弯的历史堪称悠久而且神奇，而历史上的这些治疗居然与现今的治疗大体相似。

　　希波克拉底（Hippocrates，公元前460～前370年）推荐了节食和拉伸治疗侧弯。当时脊柱推拿术已经被用于治疗侧弯。据说希波克拉底是第一个将轴向牵引和三点加压原理用于制作治疗侧弯的器械。

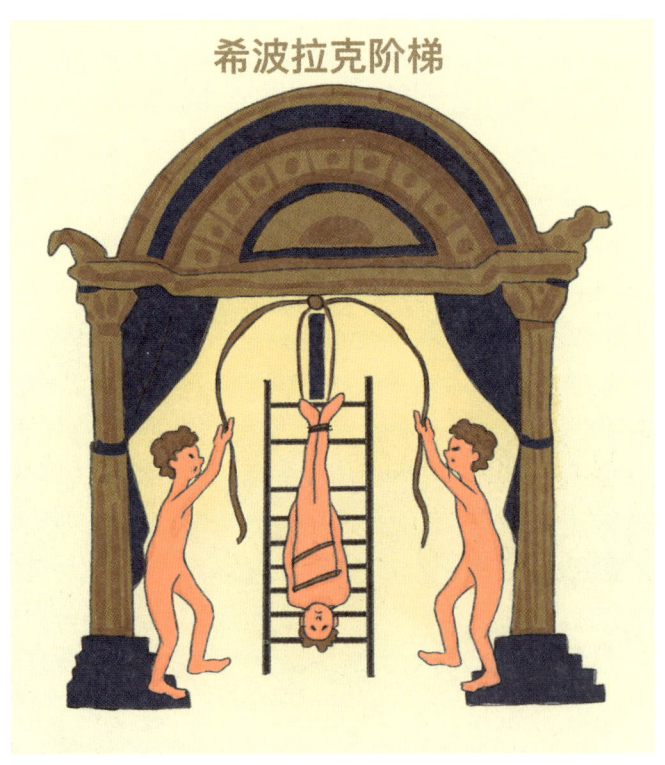

　　这种阶梯被发明来治疗侧弯。患者被绑于阶梯上，如果驼背位置靠近颈部，则患者固定于正立位。反之，如果驼背位置较低，则固定于倒立位，依靠身体的重力牵拉脊柱。希波克拉底认为通过这个方法，治疗师可以很容易地对脊柱进行加压使之恢复原位，进而达到治疗侧弯的目的。

二、近现代

1. 牵引

　　Jean-André Venel（1740～1791年）在瑞士使用夜间牵引的方式治疗侧弯，这个方法寄希望于水平牵引脊柱来抵消重力的作用。1764年，Francois Guillaume Levacher发明了第一个机械床，治疗儿童佝偻病，但并未使用牵引力，仅仅在局部使用轻柔的力量。1816年，人们改良了牵引床的设计，增加了弹簧和可调节平台。

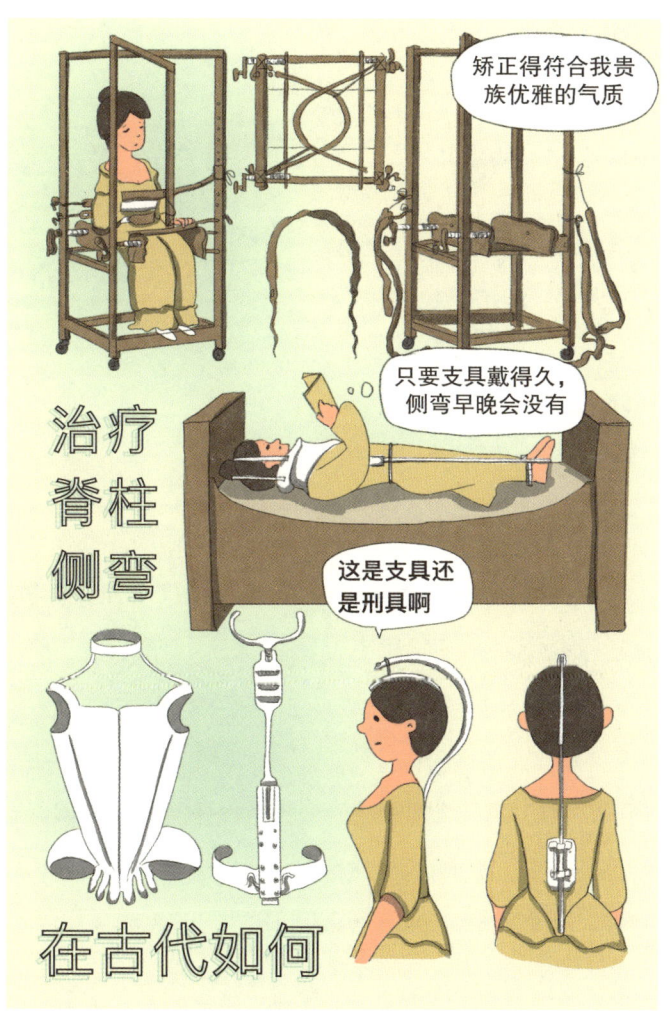

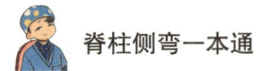

2. 支具

Ambrose Pare 被认为是脊柱侧弯支具的始祖，早在 16 世纪他就发明了第一个支具。之后的 18 ~ 19 世纪，支具在法德又得到了进一步的改良，使之逐步具备了类似于现代支具的雏形。

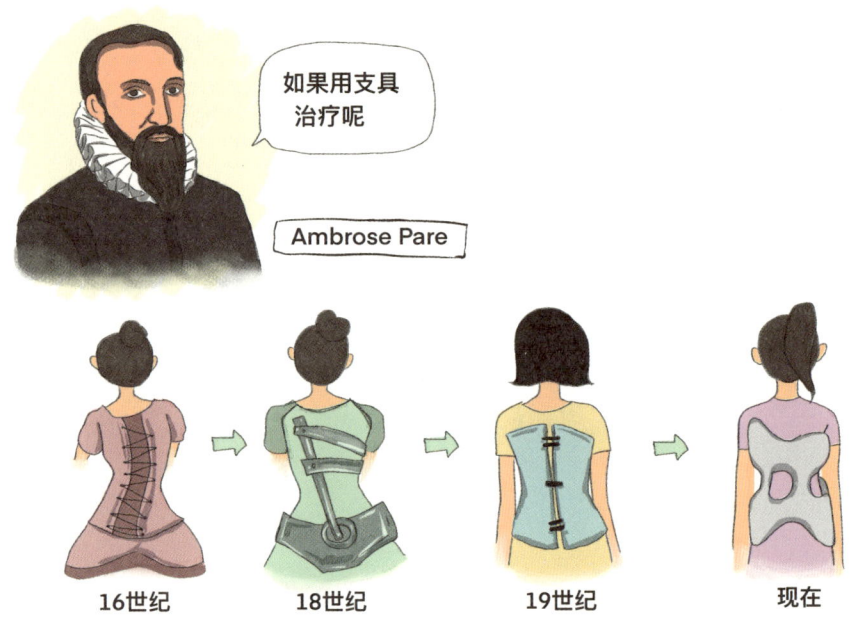

如果用支具治疗呢

Ambrose Pare

16世纪 → 18世纪 → 19世纪 → 现在

3. 石膏

19 世纪初，Lewis Sayre 开始使用石膏背心治疗侧弯，首先将头部固定于三脚架下方，在悬吊牵引状态下给患者石膏固定。

4. 物理疗法

19 世纪末至 20 世纪初，德国医生 Wullstein 开始肌肉锻炼结合牵引、悬吊、支具以及姿势训练的方式治疗侧弯。之后 Schroth 家族经过几代人的努力，发展出了现代施罗特操，他们将呼吸训练融入侧弯的物理治疗中。

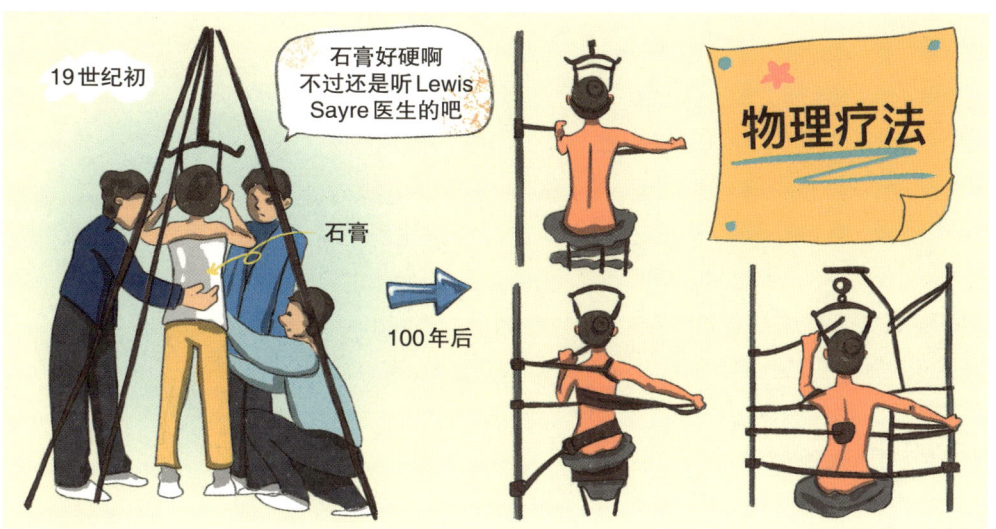

脊柱侧弯的历史，或许比人类的历史更悠久，因此我们有丰富的经验和治疗方式，不必惧怕！

第三章

现在如何治疗侧弯

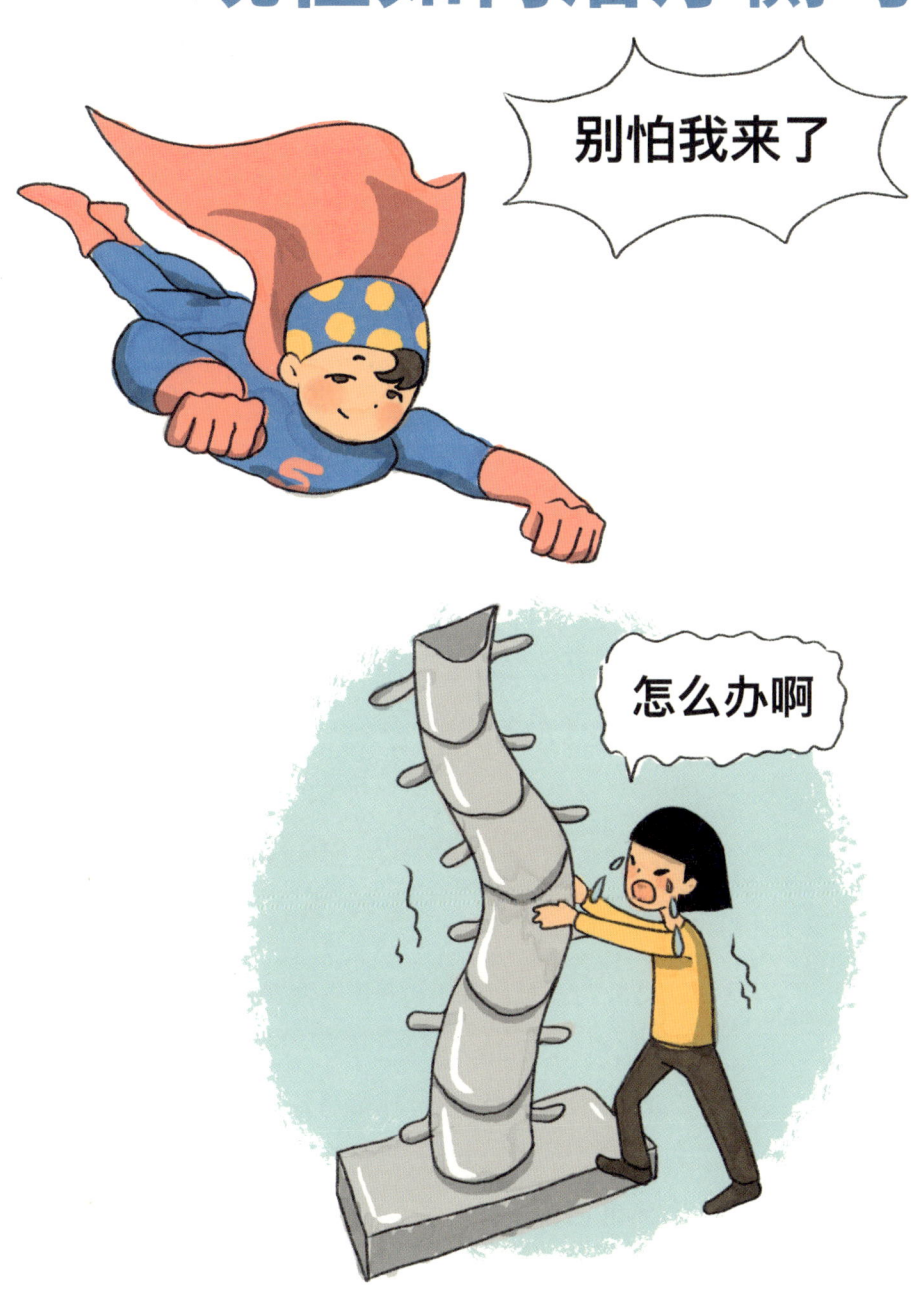

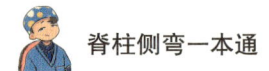

一、确诊侧弯

当怀疑孩子得了侧弯，无论是家庭自测，还是学校体检发现，下一步都要去医院确诊。一定要选择具有资质的儿童专科医院，首选儿童脊柱外科，次选儿童骨科，最不恰当的是随便找个大外科就诊，大部分基层外科医生对脊柱侧弯还处于知之甚少的阶段。

接诊医师需要对患儿进行适当的体检，确认患儿的情况后，一般会安排拍片进一步确诊。对于脊柱侧弯针对性的检查是脊柱全长正侧位片，需要包括颈椎、胸椎、腰椎以及骨盆，拍摄时患儿需保持站立位，正位双手自然下垂，侧位双手可放置在锁骨处，许多基层医院往往不注重这些细节。

最近有些医院引进了EOS机器，尝试给脊柱侧弯拍片，EOS号称辐射剂量低，一次成像。这到底是黑科技还是智商税？几乎所有的EOS摄片，为了追求一次成像，均为双手上举姿态，而这与正规脊柱侧弯摄片的原则相悖。事实也是如此，EOS摄片结果与常规X线片往往有相当大的出入，对此仍需谨慎。辐射剂量再低，拍得不准还是白拍！

通过脊柱全长正侧位片，可以非常容易得到脊柱的状况，如果Cobb角超过10°，那么脊柱侧弯诊断成立！从此你将被要求定期到医院拍片，但是拍片必然有辐射危险，所以应当选择合适的频率：一般国际公认标准是半年一次。

到底医生说的侧弯弧度"Cobb角"是什么

学校的体检报告明明写着胸椎7°，为什么到了医院拍片变成了17°，这点时间就加重了10°吗？很多家长遇到这种情况都蒙了。

实际上，这是2种完全不同的角度，国际通用的侧弯弧度就是Cobb角，这是需要在X线片上测量的，体现的是向侧方弯曲的角度。AVR是Apical vertebral rotation的缩写，由于侧弯的脊柱发生了旋转，做Adams前屈试验的时候，肋骨

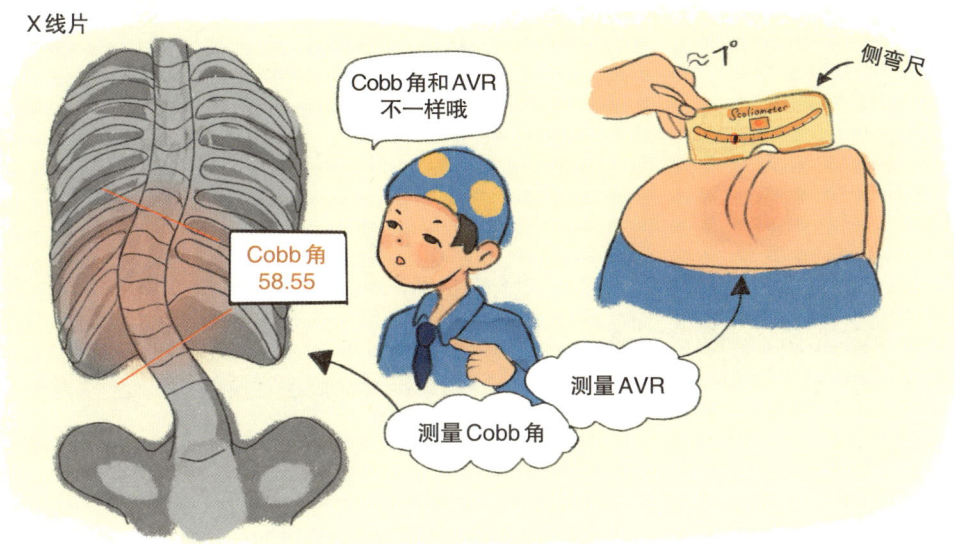

或者腰部出现左右高低不一致的情况，使用侧弯尺可以获得脊柱旋转的角度。所有的脊柱侧弯都是三维的畸形，而不是二维的畸形，既有冠状面的畸形（从正面向后方看，通过Cobb角测量），又有轴向畸形（旋转，通过AVR测量），还有矢状位畸形（驼背）。因此，Cobb角和AVR是2种测量手段，体现了2种维度。但两者之间又有一定的正相关性，切不可混为一谈。

Cobb角到底如何测量

不同专业水平的医生甚至家属自己都可以进行Cobb角的测量，但是准确度确有天壤之别。当然，如今已经有很多App可以自动测量Cobb角。如果是人工测量，一般认为5°以内的误差是正常的，完全可以接受。5°以上的误差就是水平问题了，应该杜绝。所谓Cobb角的实质是一段侧弯弧度的大小，所以只需要明确侧弯的范围，找到侧弯的上下边界（或称端椎）即可轻松获得。一般而言，以上界为例，在这段弧度最上方，找到脊柱倾斜最严重的这一节，我们只需要沿着这节脊柱的上边画线即可。同理，可以画出下界的线。这两根线的夹角即Cobb角。当然，过去常用的画垂线的方法也可以间接计算Cobb角，但是增加了步骤，也增加了误差，老罗并不提倡。有很多初学者并不能轻易找到上下边界，

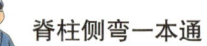

往往造成少量一个节段的错误。其实，可以多试几个节段，最终测量出的最大角度才是真正的Cobb角。

二、基本治疗原则

当我们考虑脊柱侧弯的治疗原则，最重要的是2个因素：第一是侧弯的严重程度，第二是孩子的骨骼成熟度。

不同孩子的骨骼生长速度不同，因此孩子的骨龄远远比孩子的实际年龄重要得多。一般情况可以采用拍摄手腕的骨龄片，美国也有使用Saunders指数的报道。对于脊柱的成熟度，Risser征可能更为贴切。但我们应当铭记于心的是，这些方法均有一定的误差，临床使用还要结合孩子的实际情况，最直观而且简单的其实就是身高检测。对于女孩来说，月经初潮是一个必须询问的资料，初潮前的半年其实是一生中生长速度之最，初潮一旦出现意味着女孩子长身高开始减速了。而男生的发育比女生会晚一两年，因此往往确诊侧弯的时间也会更晚。

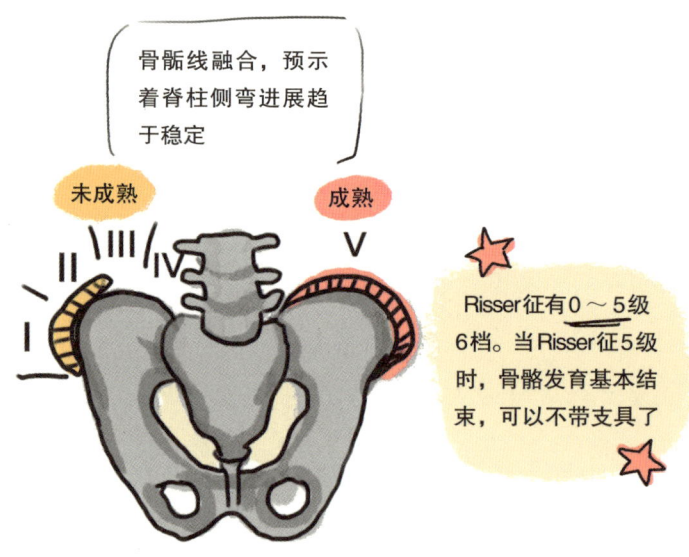

我的侧弯到底会不会加重

尽管有大量针对脊柱侧弯的研究和数据，但我们仍然很难具体预测某个个案最终加重与否。大数据指出下列情况下侧弯加重的趋势较大：

- 胸弯比腰弯容易加重

- S型侧弯中，右胸＋左腰更易加重

- 初始角度越大越易加重

- 距生长发育终点越远，越容易加重

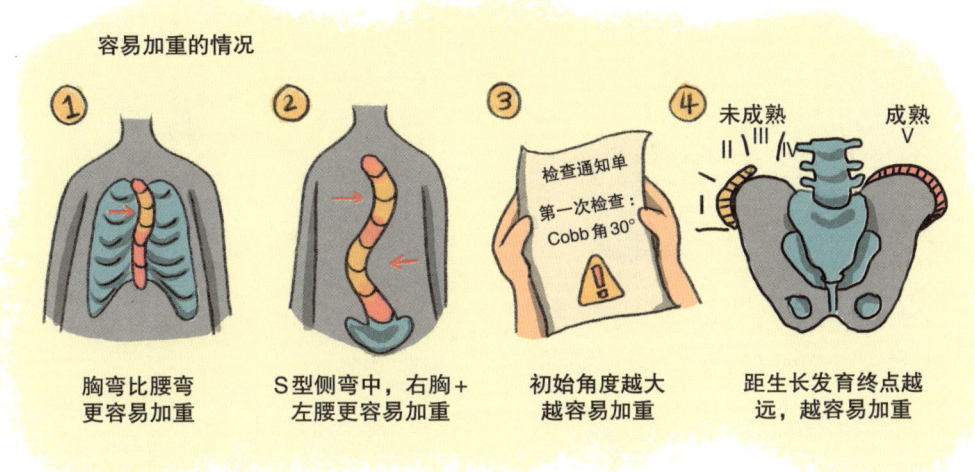

容易加重的情况

| ① 胸弯比腰弯
更容易加重 | ② S型侧弯中，右胸＋
左腰更容易加重 | ③ 初始角度越大
越容易加重 | ④ 距生长发育终点越
远，越容易加重 |

Cobb角10°以内可以排除侧弯，任何的治疗都不需要，尽管将来仍有非常小的概率上升至10°以上。如果为此你仍然感到忧虑，那么最好的建议就是保持半年复查，加强体育锻炼以及保持良好的体态。

Cobb角10°以上方可确诊侧弯。过去是根据严重程度决定治疗方式，轻度观察（observation），中度支具（orthosis或brace），重度手术（operation）。近些年来，保守治疗的理念得到了长足的发展，疗效获得了显著的提升，绝大多数的脊柱侧弯都不需要手术，保守治疗的适应证现如今扩大了。

Cobb角10°～25°定性为轻度，这是大部分人确诊的度数。传统理念认为仅需观察，这与10°以内的情况别无二致。但是我们必须知道，侧弯在这个范围内有加重的倾向，10°～20°之间有20%的概率，20°以上这个概率还会迅速攀升。即便你还是选择单纯的观察，也必须半年复查，一旦有加重的苗头，就可以考虑支具或者物理治疗了。值得一提的是，脊柱侧弯的弧度基本是不可逆的。因

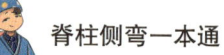

此，有些家长会选择在侧弯加重之前就开展治疗。优点是防患于未然，加了份保险，侧弯弧度基本能控制住，缺点是费钱。

Cobb角26°～45°定性为中度，加重概率极大，支具是不二选择，且疗效确切。但是不要以为就一劳永逸了，不好好佩戴支具依旧会持续加重。有些即使严格佩戴，个别情况还是会加重。因此，半年复查同时调整支具是必不可少的。

脊柱侧弯严重程度分级

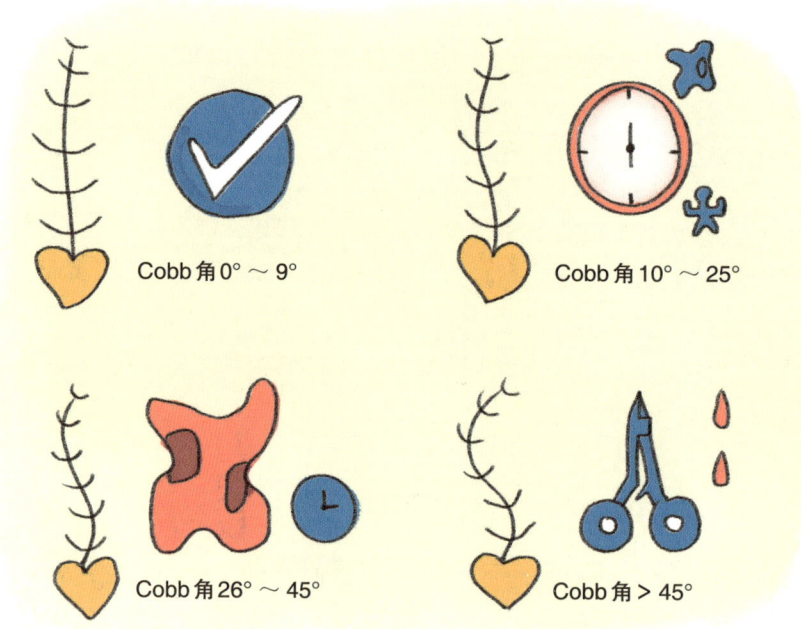

Cobb角0°～9°

Cobb角10°～25°

Cobb角26°～45°

Cobb角＞45°

三、手术指征

传统的脊柱侧弯手术指征是45°以上，现代的手术方法是脊柱后路融合术，已经是一项成熟的技术，术后经过康复训练基本可以回到基本的体育锻炼中去。

Cobb角45°～60°是曾经的手术指征，但实际有许多家庭拒绝手术，对此只能再尝试支具。由于现代的支具比以前水平更高，目前看来成功的案例也不在少数，但是远期的疗效还有待时间检验，毕竟50°以上的侧弯加重概率不可避免（即便进入成年期，骨骼发育已经成熟）。

四、治疗方法

1. 施罗特操

现今被证明唯一有效的物理治疗手段。患者需要通过自身姿势和呼吸的控制，达到拉伸或收缩肌肉的目的，进而改善侧弯。通常需要专业的治疗师1对1指导，借助一些辅助器械，如镜子、瑜伽砖、支持棒等，逐步让孩子的姿势趋向标准的姿势。一般一个疗程后，可以改为在家根据康复师的指导自行练习。

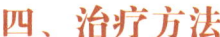

什么是阳光宝宝卡

阳光宝宝卡是上海市针对本市户籍、未满18周岁的残疾儿童提供的一种康复训练补贴卡，可以适用于脊柱侧弯的康复训练，属于肢体类康复类别，目前每人每年15 000元；这些儿童需要经过评估确诊为脊柱侧弯并有康复治疗的必要。申领过程需要向街道（乡镇）社区事务受理中心提出书面申请，并填写相关表格。如果需要了解更多信息，可关注上海残联的官方渠道。其他省市也有类似的针对脊柱侧弯保守治疗的补助手段，这里就不一一赘述了。

2. 支具

脊柱侧弯的保守（非手术）治疗方法较多，包括支具、物理治疗、牵引、石膏等，其中支具是最重要的一种，孩子们有时也戏称之为"盔甲"。尽管支具使用有非常多的注意点，但相对而言比较容易上手，不容易出错，疗效也是最确切，尤其当近些年来支具的制作工艺持续进步，3D技术逐渐融入，支具治疗轻、中度脊柱侧弯的成功率越来越高。当然，我们可以在支具的基础上再结合物理治疗等手段，但是应该明确的是支具是目前保守治疗的基石，如果非要从众多方法中选择一项的话，那必须是支具。

传统理念一般认为，支具只适合脊柱侧弯的度数在25°～45°之间，且患者

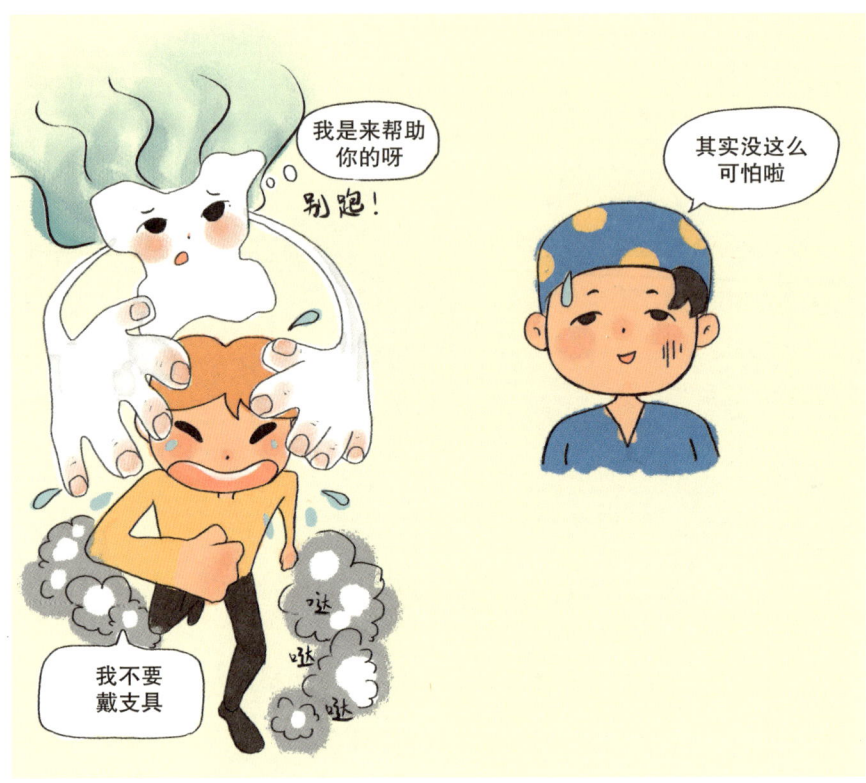

仍处于骨骼生长期，即还有18个月以上的生长期时。由于现代的支具比以往更有效，以上标准正在扩大，甚至进入成年期也是可以使用支具的（此时的目的不在于防止侧弯加重，而是缓解疼痛）。

　　对于度数较小，高于15°但低于25°的脊柱侧弯，支具的矫正效果可能有限，且可能限制胸廓发育，过去的建议是单纯观察。但是必须了解的是，这个范围的侧弯依旧有加重的可能性（20%左右），而且一旦加重，并不能通过任何手段进行恢复，也就是说脊柱侧弯的角度一般是不可逆的。过去的治疗是以概率为依据的，以侧弯加重的结果为导向。因此，应当告诉家属加重的风险是存在且不可逆的，把知情权和选择权交给他们，此时如果家属愿意早期就使用支具防止加重其实是毫无问题的，当然，如果选择单纯观察，但最终不幸加重，一般半年不会加重得非常厉害，此时再治疗也并不会太晚。

　　支具需要针对每一个孩子进行个性化定制，设计依据主要取决于侧弯的形状、主弯的位置、患者的年龄以及医生的建议。

支具治疗期间，患者可能需要进行功能康复锻炼，以辅助支具的效果。色奴系的支具，甚至融合了施罗特操的理念在支具设计中，这也就意味着戴支具就相当于做施罗特操。

支具治疗的效果受到多种因素的影响，包括患者的年龄、侧弯的严重程度、依从性等。支具治疗也是一个长期过程，需要定期的医疗监督和调整，有任何问题应该及时联系你的主诊医师或者支具师。

3. 维生素 D 与钙

国际上有越来越多的文献研究证明维生素 D 和钙的缺乏和青少年特发性脊柱侧弯关系密切。因此，补充足够的维生素 D 和钙有可能对稳定侧弯是有利的。建议青少年每日维生素 D 摄入量为 800 IU，钙 600 mg。一般情况可以通过健康的饮食，新鲜的奶制品达到这一要求。但在有些情况，如胃肠道疾病、乳制品过敏等，则建议额外地补充维生素 D 和钙，有很多这样的 OTC 产品可以很容易在市场上获得。

当然，可能导致脊柱侧弯的营养素问题绝不仅仅涉及维生素 D 和钙，还与下列因素有关：如雌激素、褪黑素、B 族维生素、维 K、锌、锰、硒等。如有这方面的担心，建议咨询儿童专科医院的儿保科或营养科。

当矮小症遇见侧弯

如今的家长望子成龙，望女成凤，都希望自己的孩子拥有傲人的身材。但是人有高矮胖瘦，这再正常不过了。如果孩子身高太矮，很容易牵动家长神经，担心孩子错过最佳干预时机，于是乎各家儿童专科医院的内分泌科就变得人满为患。的确有部分孩子矮小的原因是生长激素缺乏，我们称之为侏儒症，需要进行补充生长激素的治疗。然而有时在生长激素治疗的过程中又产生了新的问题——脊柱侧弯出现了。据一项研究表明，接受生长激素的患者中，大约有 3.7% 的新增侧弯，以及 16.4% 的加重侧弯病例。这使得很多家长患上了双重焦虑。治，怕侧弯；不治，担心孩子太矮。

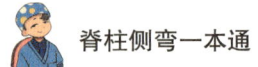

首先，要申明的是，矮小症的脊柱侧弯很难说是由生长激素治疗造成的，生长激素只是其中一项可能的影响因素，事实是大部分接受生长激素治疗的患者并不会出现侧弯。我们知道，青春期生长高峰时容易出现脊柱侧弯，实际上，生长激素只是加速了生长这个过程，而未必会改变这个孩子是否出现脊柱侧弯这件事。

老罗也经常遇见从内分泌转诊而来的这类病人。可以肯定的是，对于需要生长激素治疗的矮小症患儿来说，仔细地进行脊柱评估是非常必要的。对Cobb<15°轻微侧弯的孩子来说，是可以尝试继续生长激素治疗的，但是需要密切随访，一旦出现明显加重，则需要停用。而对于本身超过15°的情况，需要优先处理侧弯，根据脊柱科的专业建议，选择康复、支具或手术的方法进行治疗，在侧弯得到安全的控制后，可以考虑回内分泌科进行进一步处理。

五、无效治疗——"避坑"列表

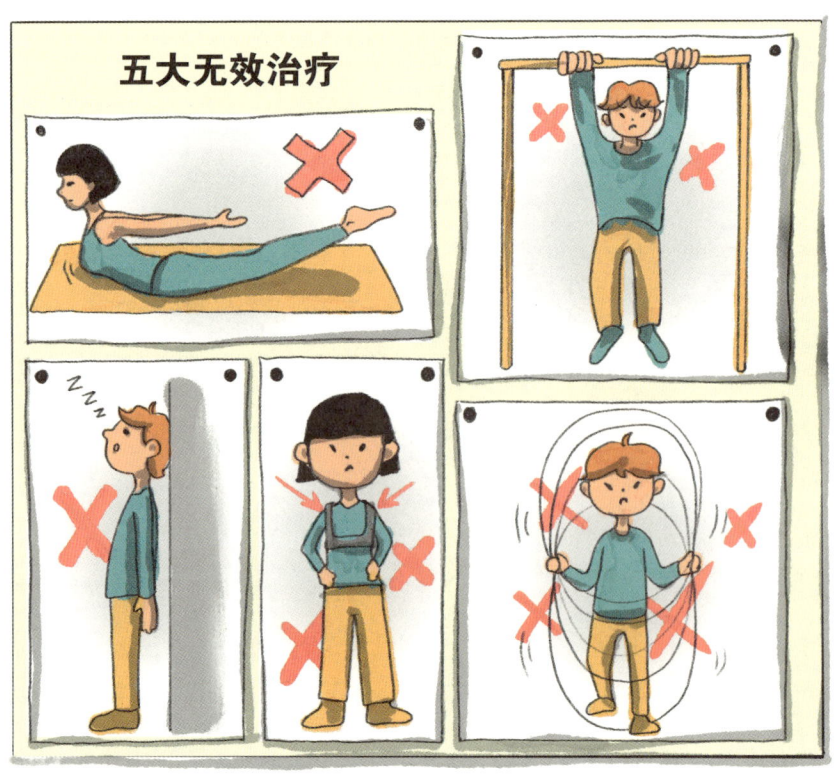

五大无效治疗

1. 小燕飞

小燕飞是一种对称性的康复动作，可以增强脊柱的力量和稳定性。然而，对于对非对称性的脊柱侧弯并不能提供有效的矫正作用，并不适用。人体脊柱在生理情况下呈现为腰椎前凸，小燕飞会抵消腰椎前凸，尤其是在没有专业指导的情况下，盲目进行小燕飞甚至可能拉伤肌肉，造成各个棘突间的碰撞，甚至加重脊柱侧弯。各位可以搜索北京宣武医院吴浩主任在CCTV的视频，仔细阐述了小燕飞的危害。

2. 拉单杠

拉单杠是一种常见的锻炼方式，可以增强上肢和肩背部力量。但是，拉单杠对于脊柱侧弯的治疗作用非常有限，无法矫正脊柱已有的结构异常。虽然拉单杠过程中，脊柱受重力影响，但在没有更多纵向牵引力的作用下，脊柱很难真正"被拉长"。大家可以想象拉单杠的过程是不是和弹簧类似，单纯吊着绝无拉直可能，需要两头用力才行。如果脊柱侧弯较为严重，更加不建议多吊单杠，往往会加重疼痛造成肌肉损伤。

3. 靠墙站

靠墙站，主要是通过改善姿势来达到矫正体态的效果，对于正常孩子是一种不错的锻炼方法，有一定的预防侧弯的作用。但是对于已经出现的侧弯，靠墙站毫无作用，此时建议使用施罗特操中胸部平移的站姿（见第63页站姿图）。同理，各种类似的衍生动作，诸如蹲墙功，都是无法矫正脊柱侧弯的，即便外观上肌肉对称了，脊柱侧弯依旧存在。

4. 背背佳

背背佳作为一种非专业的矫形产品，本身并非针对脊柱侧弯，而是用于改善驼背。事实上，它在治疗脊柱侧弯方面毫无作用。此外，长时间使用背背佳容易

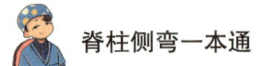

产生依赖性，导致肌肉无力，更加不利于脊柱健康。

5. 跳绳

跳绳是中小学生最常见的有氧运动，可能有助于增强肌肉力量和柔韧性，但值得注意的是，跳绳时脊柱会反复受到冲击力，对于严重脊柱侧弯患者可能会加重脊柱的负担，导致侧弯进一步加重。此外，过多的跳绳还会损伤膝关节。因此在进行跳绳训练之前，脊柱侧弯患者应咨询专业医生的意见。总的来说，跳绳可以作为脊柱侧弯患者整体治疗计划中的一部分，但不能作为主要的治疗手段。

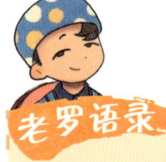

老罗语录

  EOS机器拍片不能代替拍摄X线片，准确地说是脊柱全长正侧位片，需要包括颈椎、胸椎、腰椎以及骨盆。

  脊柱侧弯的角度一般是不可逆的，而支具治疗又是一个长期过程，一旦选择了支具治疗，孩子和父母都要持之以恒并积极配合医生，才能达到控制侧弯度数的效果。

  本书中有许多"避坑"建议，老罗希望大家不迷茫、不焦虑，尽早接受正规、有效的治疗。

预防练习

第四章

"各式各样"的侧弯

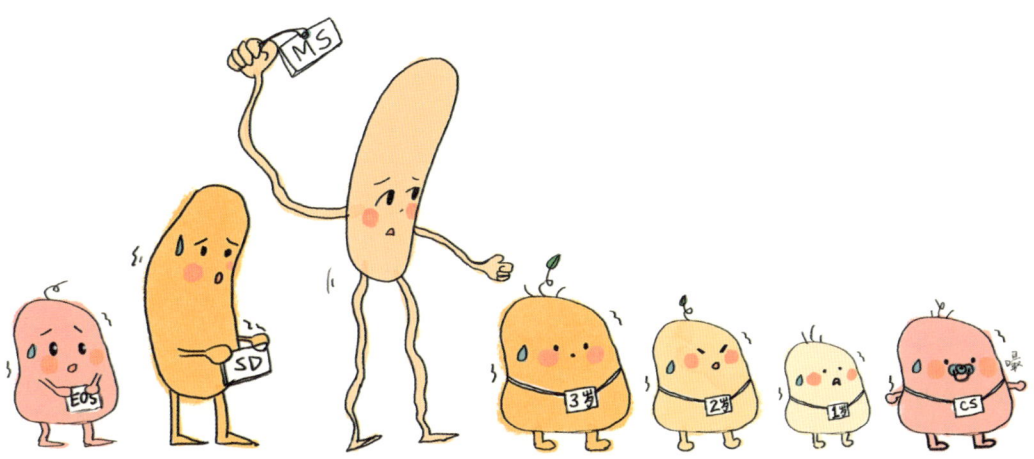

侧弯家族排排坐

一、神经肌肉性侧弯

神经肌肉性侧弯是由神经或者肌肉原因引起的，常见的病因有脑瘫、脊髓性肌萎缩（SMA）、脊髓空洞症、脊髓栓系、Chiari综合征等。与青少年特发性脊柱侧弯（AIS）相比差异较大，往往表现为严重的身体失衡，侧弯出现早，加重快，延续时间久，甚至超过18岁成年以后仍然加重。X线片上，脊柱形态可以是大C型弯或者S型弯，而青少年特发性脊柱侧弯几乎都是S型弯。

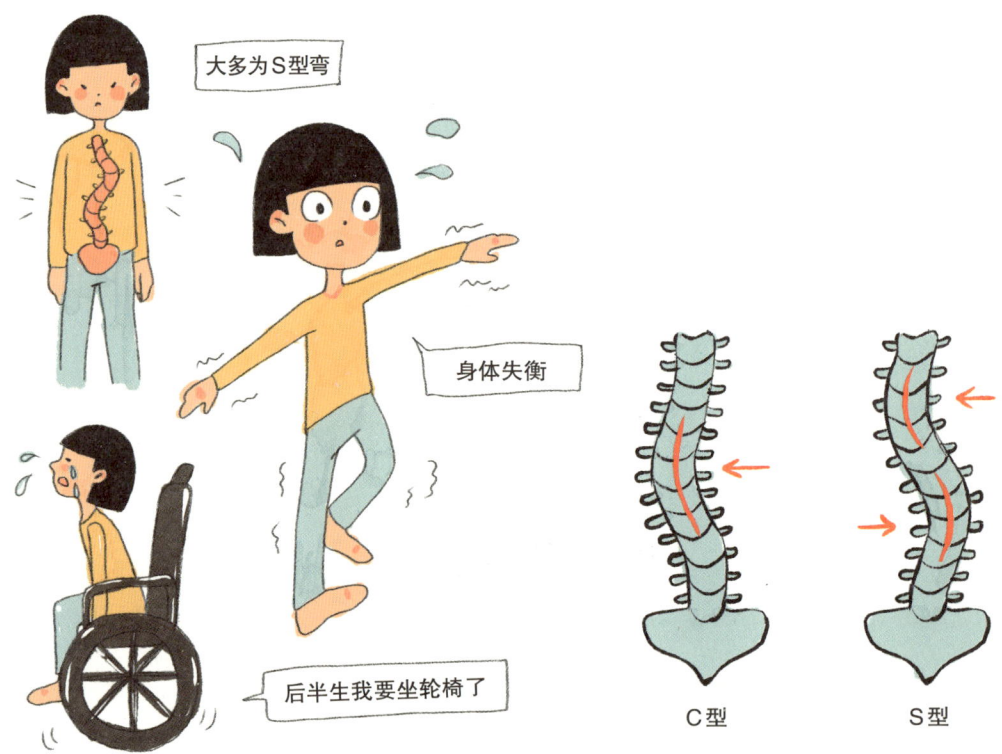

神经肌肉性侧弯的治疗需要非常及时，否则其加重概率和速度远高于青少年特发性脊柱侧弯。我们看到过很多令人心痛病例，起先孩子还能独立行走，尽管看上去平衡性已经受影响，逐渐变为只能坐轮椅，身体更加倾斜。最终脊柱严重变形，无法维持上半身坐姿，只能常年卧床，严重丧失自理能力和生活质量。

神经肌肉性侧弯可以考虑戴支具或进行手术治疗。对于这些孩子来说，支具的质量和佩戴准确更为重要，因为他们由于潜在的病因，往往不能很好地佩戴支具，也更加容易产生各种支具的皮肤问题。

对于支具无效、弧度发展迅速的孩子，应该考虑手术，手术应尽可能选择接近骨骼发育成熟以后。与青少年特发性脊柱侧弯的手术区别是，神经肌肉性侧弯基本不做选择性节段手术，需全段手术，甚至达到骨盆，否则术后极其容易产生新的侧弯。

此外，还需要考虑原发病的治疗，这需要多学科协同治疗，至少包括骨科、康复科、神经外科等。总体而言，神经肌肉性侧弯的治疗是具有挑战性的。

二、早发性脊柱侧弯

早发性脊柱侧弯被定义为10岁以前发现的脊柱侧弯，而不论其病因。常见的早发性脊柱侧弯分类请见下表（早发性脊柱侧弯的英语名称缩写是EOS，容易与放射科的摄片机器混淆，请各位读者注意！）。

分　　类	特　　　点
特发性	0～3岁幼儿型脊柱侧弯 3～10岁少儿型脊柱侧弯
非特发性	先天性脊柱侧弯 综合征性脊柱侧弯 神经肌肉性脊柱侧弯 手术（先天性心脏病手术）或外伤后遗脊柱侧弯

早发性脊柱侧弯与常见的青少年侧弯有重大区别。10岁之前是儿童心肺发育的重要时期。出生至5岁以前，肺的发育速度最快，同时伴随着胸廓的发育。到8岁，各级支气管和肺泡发育基本完成。到10岁，胸廓的容积基本达到成人的一半。

但是早发性脊柱侧弯的确诊需要谨慎，因为这个年龄阶段的孩子自身平衡能力较差，拍片时的姿势往往不稳定，很容易出现假性侧弯的情况。因此，给小

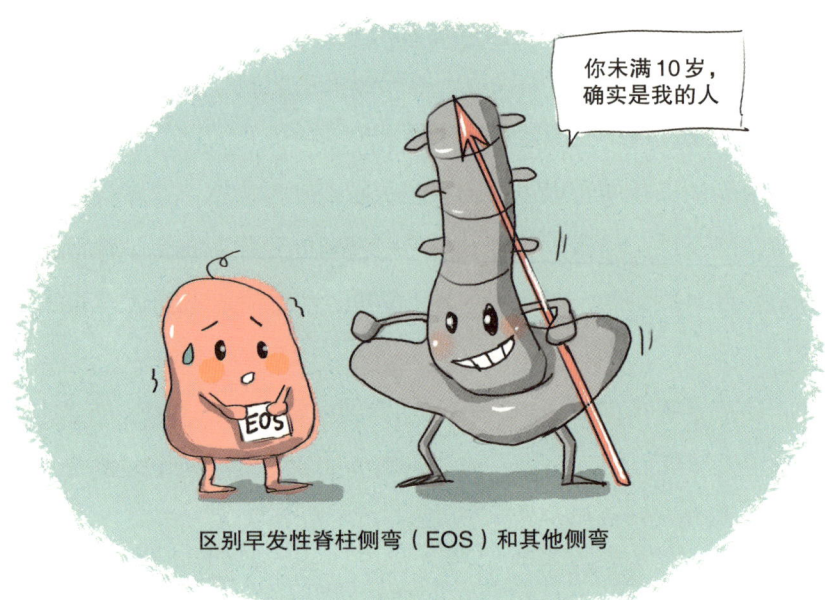

区别早发性脊柱侧弯（EOS）和其他侧弯

年龄孩子拍脊柱全长片的时候一定要注意正确的姿势，即站立位，放松状态，双手自然下垂，骨盆与两肩同宽。如果医生没有足够经验鉴别真侧弯还是姿势性侧弯，不要贸然下诊断，宁可3～6个月复查后再做决定。

　　早发性脊柱侧弯的治疗需要充分考虑孩子在这一阶段的生长特性，尽可能选择保守治疗，甚至允许一定范围的侧弯缓慢加重，手术也尽可能保留生长潜力，以非融合手术为主。这个年龄段的孩子柔韧性非常好，如果选择支具治疗，配合合适的康复训练，往往效果会优于青少年的侧弯，偶尔甚至会减少度数。但是大部分情况治疗会延续到青少年期。治疗周期长，家属一定要有足够的耐心。切不可因暂时的好转而放松警惕，老罗经常看到侧弯反弹甚至超过原有度数的案例。

三、先天性脊柱侧弯

　　先天性脊柱侧弯由胎儿期脊柱发育异常引起，出生即存在。可以是脊柱形成异常，如半椎体；也可以是脊柱分节异常，如融合椎，甚至是半椎体＋融合椎的组合。如果畸形发生在矢状面，也可以造成先天性的脊柱后突。

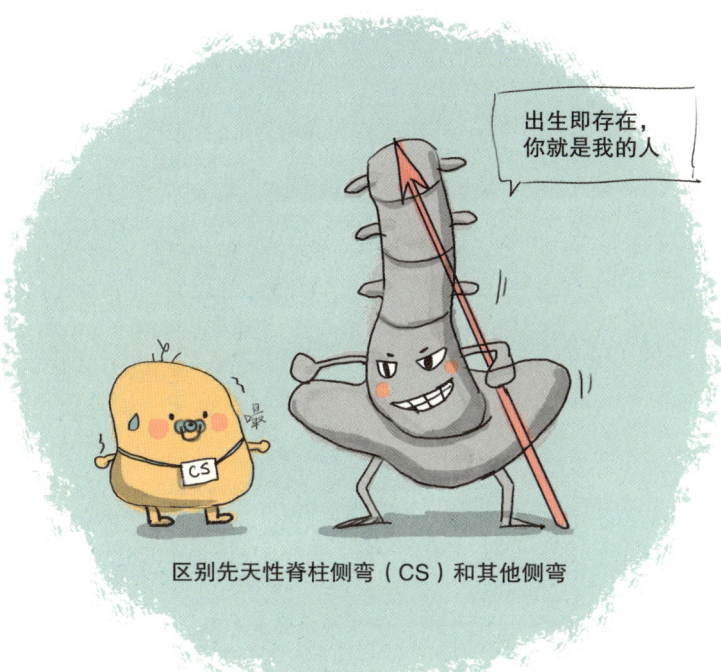

区别先天性脊柱侧弯（CS）和其他侧弯

1. 早期诊断

目前可以通过胎儿超声或者胎儿磁共振早期诊断先天性脊柱侧弯，一旦确诊，全面的新生儿体检是非常必要的，需要确认是否有伴发其他系统畸形，尤其是心血管和泌尿系统。X线片检查是必要的，可以了解先天性侧弯的严重程度和分型，并且需要定期复查，出生后前3年为高速发育期，极其容易出现弧度迅速加重的情况。MR有助于了解脊髓状态，建议在1岁时检查。CT考虑其辐射量较大，只有在明确需要手术之前才需进行。先天性脊柱侧弯往往会伴发其他系统畸形，最常见的是Vacterl综合征。

什么是Vacterl综合征

Vacterl综合征是一种复杂的先天性疾病组合，包含脊柱（Vertebra）、直肠–肛门（Anus）、心脏（Cardiac）、气管（Trachea）、食管（Esophagus）、肋骨（Rib）、肢体（Limb）等多系统的先天性异常。

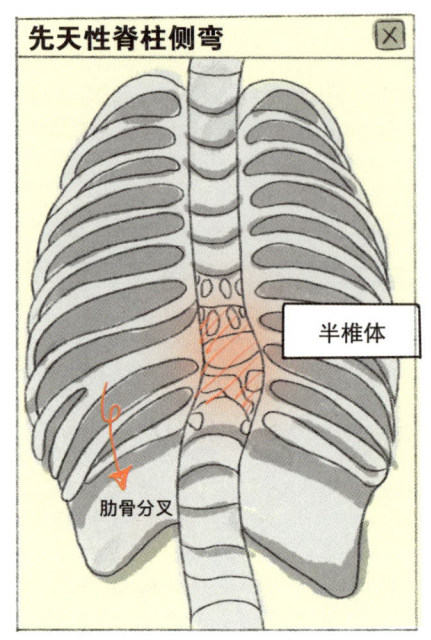

先天性脊柱侧弯

半椎体

肋骨分叉

2. 治疗策略

制定先天性脊柱侧弯的治疗计划时，必须考虑的因素有：侧弯的弧度、部位、类型，患儿的年龄、侧弯的加重趋势。

并非所有情况都需要治疗。一些先天性侧弯弧度仅为10°～25°，同时通过随访发现弧度非常稳定，那么就不需要立即医疗干预，可以长期观察下去。

对于真正加重的先天性侧弯，需要考虑治疗，优先从支具和石膏选择。过去石膏是第一选择，因为相对于支具，石膏更利于塑形，效果相对更好，但是近些年随着3D辅助技术应用于支具，现在序列支具已经基本代替石膏的作用，同时对于儿童的耐受性更好，也更方便家属护理。早期孩子生长迅速，需要经常更改石膏或者支具，否则很快就失去治疗效果。

但是仍有一部分患儿，尽管积极使用了石膏或者支具，仍不能阻止侧弯弧度迅速加重，这个时候就要考虑手术了。由于10岁以前患儿生长发育高峰还没有到来，这个阶段的手术方法与青少年期间是有非常大的区别的，在尽力矫正侧弯、延缓加重的同时，还需要兼顾生长。针对先天性侧弯的术式非常多，包括半椎体切除、骨骺阻滞术、脊柱融合术、生长调节术、MAGEC术（也称魔术棒）、VEPTR术等等，需要注意个体化选择。

先天性脊柱侧弯的病情是相对难以预测的，需要紧密随访，并及时调整治疗策略。只要治疗得当，绝大部分患儿能顺利度过生长期，来到青春期和成年，可以完全像正常人一样享受生活。

四、婴儿型脊柱侧弯

婴儿型脊柱侧弯是0～3岁发生的脊柱侧弯，由于找不到病因，被认为是特发性脊柱侧弯的一种类型。在婴儿型侧弯中，男婴较为多见，且侧弯凸向左侧的情况较为常见，大部分能够自愈。目前认为，可能的病因是胎内姿势异常。MR对于了解有无脊髓问题是必要的。

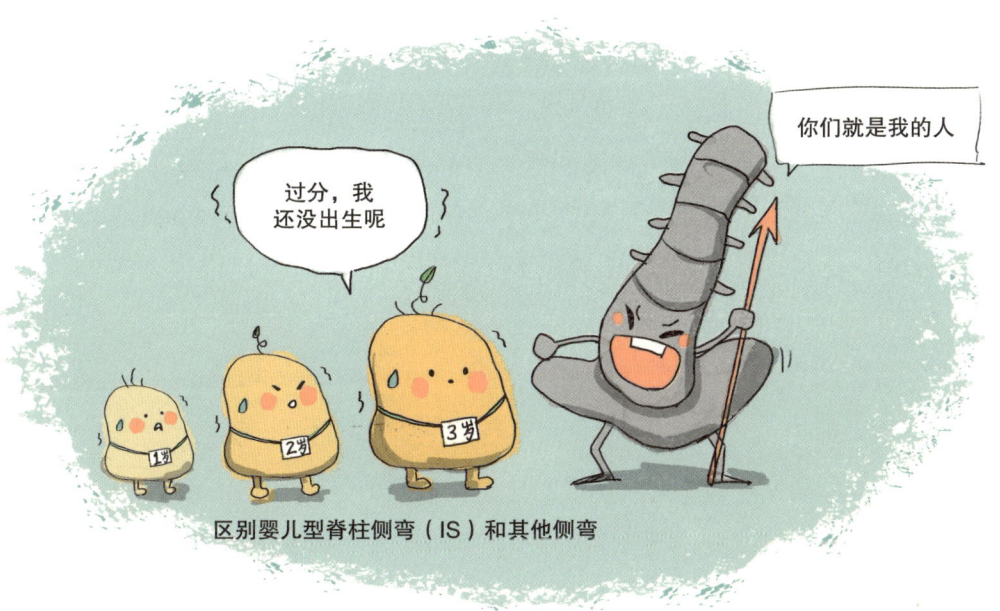

区别婴儿型脊柱侧弯（IS）和其他侧弯

对于轻度的侧弯，可能不需要立即治疗，但需要定期跟踪观察，尤其是18个月以内。中度侧弯可能需要使用支具或者石膏进行治疗，以防加重。但如果保守治疗无效，可能需要考虑手术治疗，但须注意如此小的年龄进行手术，手术难度高，且内固定不容易选择，很容易出现并发症。

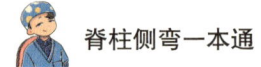

特发性脊柱侧弯	婴儿型	青少年型
年　龄	0～3岁	10～18岁
发病率	罕见	常见，3%
好发性别	男	女
侧弯形态	左侧胸弯为主	右侧胸弯为主
预　后	大多自行缓解	有加重可能
心肺发育	不完善	基本完善
治　疗	绝大部分保守治疗	保守治疗为主，部分手术

Mehta石膏

英国的儿科医生Mehta，针对婴儿型侧弯设计了一种石膏，取得了不错的疗效。Mehta石膏需要在麻醉下进行，以确保患儿全身肌肉处于松弛状态，在石膏床牵引下，通过椎体去旋转实现侧弯矫正，尤其适用于是那些无法规律佩戴支具的孩子。这个阶段孩子发育迅速，每2个月需定期更换石膏，由于需要多次麻醉，家长可能会担心麻醉会影响孩子的发育、智力，但是这些怀疑是没有科学依据的。Mehta石膏是一种有效保守治疗方法，尤其适用于年幼患儿。然而，治疗时应考虑患儿的具体情况，并在专业医疗人员的指导下进行。

五、少年型侧弯

少年型侧弯是4～9岁发病的侧弯类型，无明显病因，因此也归于特发性，占特发性病例的10%～15%。男孩发病率略微多于女孩，左侧弯略多。这个年龄阶段并非生长发育高峰，但是少年型侧弯却相对于青少年型更容易加重。MR是建议进行的，可以排除脊髓的病变。

治疗遵从特发性脊柱侧弯的原则。轻度的观察，中度保守，重度手术。保守治疗可以选择支具或者石膏，结合施罗特操等康复手段。手术一般选择非融合性手术，考虑到孩子将来的发育潜力，不宜那么早融合脊柱，从而影响身高。手术方法很多，常见的有生长调节手术、骨骺阻滞术、MAGEC术（也称魔法棒）、

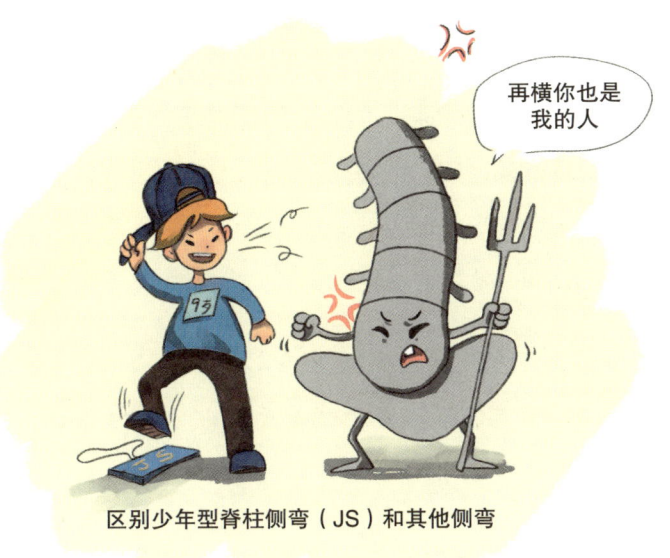

再横你也是我的人

区别少年型脊柱侧弯（JS）和其他侧弯

VEPTR术等等。待将来发育基本完成后再进行终末手术。

什么是魔法棒

魔法棒指的是MAGEC rod，即"磁力扩张控制（Magnetic Expansion Control）棒"。MAGEC系统通过非侵入性的方式，在体外使用磁力来调节植入患者体内的生长棒的长度，从而减少或控制脊柱侧弯的进展，这个延长过程可以在门诊进行治疗。而传统生长棒需要每隔半年左右，通过手术进行延长，反复多次且有创。

非常遗憾魔法棒并未取得在我国使用的相关资质，目前只能在国外进行这种手术。

六、综合征性脊柱侧弯

有一类脊柱侧弯，并非原发，而是继发于各种综合征，被称为综合征性脊柱侧弯。对于这些孩子，一定要警觉脊柱侧弯的可能性。

根据不同的综合征，孩子的外观和症状表现差异很大。侧弯出现往往非常早，一旦出现侧弯，加重的速度也很快。

这些综合征本身往往很难根治，大部分只能对于出现的症状做相应的处理。轻度侧弯可以用支具或石膏治疗，但是这些孩子往往配合度较差，潜在的病因也使得侧弯对支具缺乏治疗反应，相当部分孩子最终仍需手术治疗。即便手术，综合征的孩子手术出血更多，术后更容易感染，并发症概率更高。

常见伴发侧弯的综合征有哪些

马方（或马凡，Marfan）综合征

神经纤维瘤病（Neurofibromatosis，NF）

雷特（Rett）综合征

小胖威利（Prader-Willi）综合征

21三体（唐氏）综合征

艾勒斯—当洛斯（Ehlers-Danlos）综合征

软骨发育不良（侏儒症）

奴南（Noonan）综合征

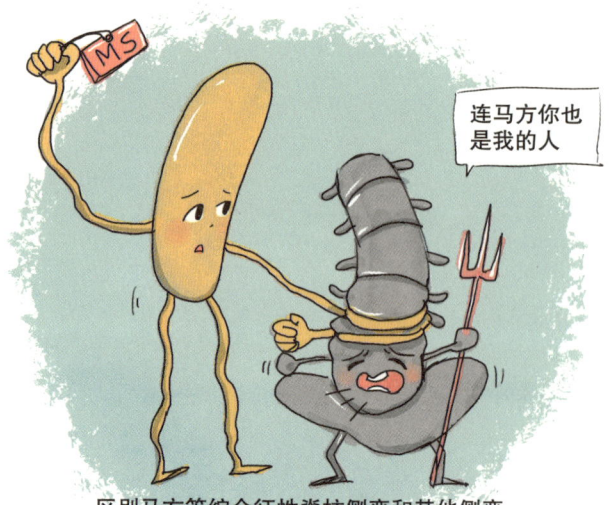

区别马方等综合征性脊柱侧弯和其他侧弯

马方综合征，一种遗传性结缔组织病。主要侵犯骨骼、心血管、眼睛。表现为身材细长，肢体柔韧度异常升高。通过药物治疗可以很大程度上预防并发症。

神经纤维瘤病，最常见的是NF1型。是神经系统的遗传性肿瘤疾病，咖啡牛奶斑（Café au lait）是最常见的表现。

以上仅列举了侧弯相关综合征中的一小部分，事实上可能有至少几百种综合征有脊柱侧弯表现，对于这些孩子，一定要警觉脊柱侧弯的可能性。

老罗语录

　　不同侧弯的发病年龄、发病症状、治疗方式略有不同，本章节对此进行了一定的介绍，目的是帮助家长们理解为何每个孩子在不同年龄段都应当注重筛查。当发现体态问题后，建议到医院进行具体分类的专业判断。

第五章

盘点那些"假侧弯"

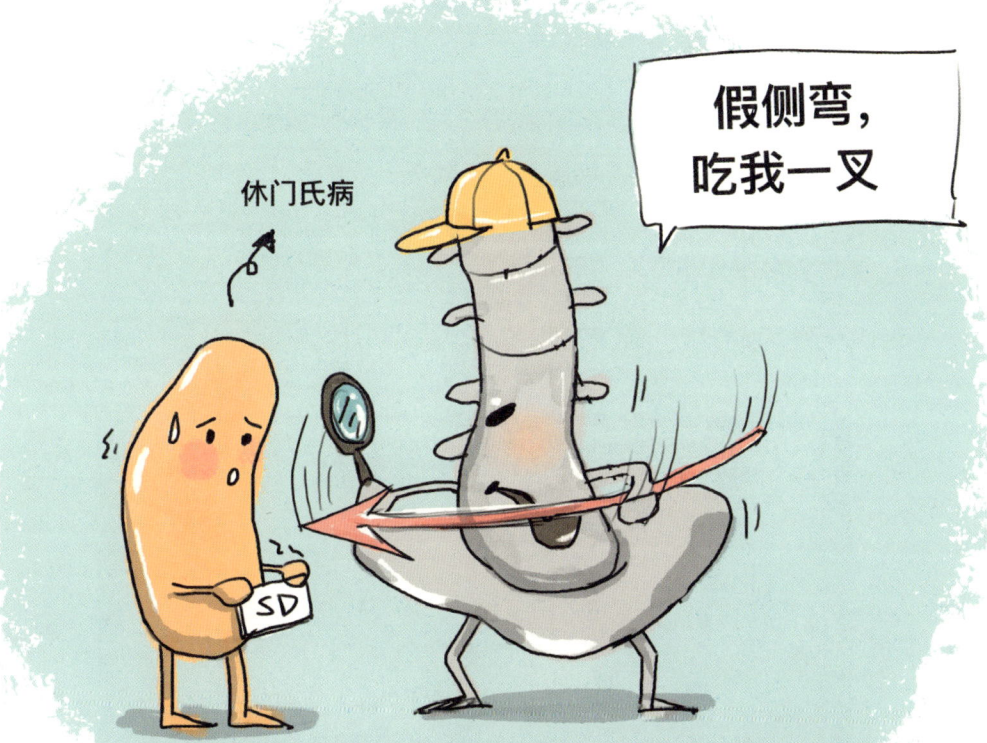

以休门氏病（SD）为主的假性侧弯区别于脊柱侧弯

当采用六步法判断孩子可能有脊柱侧弯后，接下来需要去医院进一步检查。专业的医生有责任为患者确诊侧弯，但同时也需要鉴别一些容易和侧弯混淆的情况，作为家长，也需要适当了解这部分内容，才能避免病急乱投医。

一、"长短腿"

医学名称为下肢不等长（Leg length discrepancy，LLD）。正常骨盆应为水平，当骨盆倾斜，需要警惕腰椎侧弯或者长短腿存在。

1. 如不鉴别会影响治疗效果

下肢不等长与腰椎侧弯是需要鉴别的，如果单纯治疗腰椎侧弯而忽略可能存在的长短脚，则侧弯的治疗不可能有好的效果。

2. 半侧骨骺阻滞术专治"长短腿"

人体双侧下肢长度一般是对称的，但在很多原因下会出现长短腿的现象。

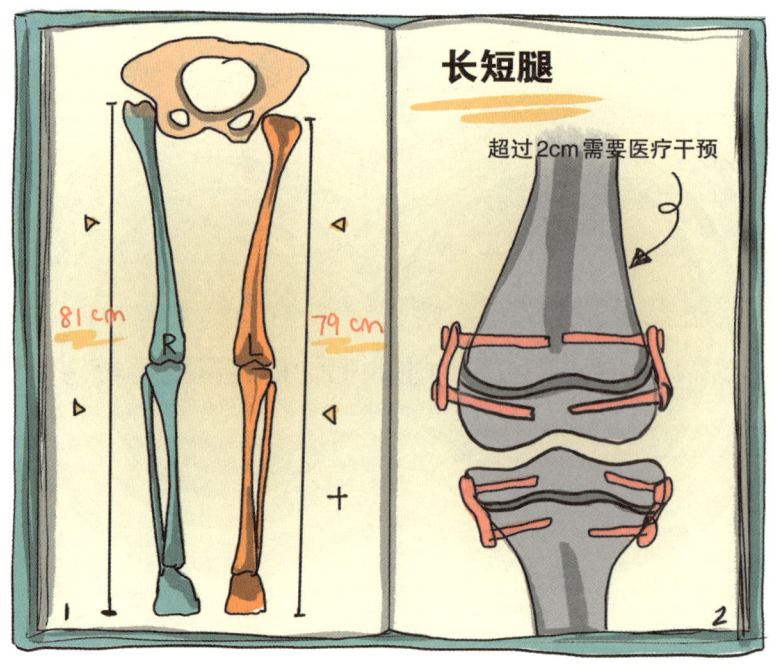

那么如何证实长短脚真实存在呢？很简单，拍一个双下肢全长的X线片即可。轻度长短腿只需要垫鞋垫，但是超过2 cm的话就要医疗干预了。对于有生长发育潜力的孩子可以用半侧骨骺阻滞术来纠正，这是种微创手术，疗效佳，并发症少。

二、驼背

很多家长因为觉得孩子驼背来就诊。驼背医学上称之为脊柱后凸，是矢状位的畸形，但是侧弯是冠状位的畸形，这是两者的重要区别，但有时候又可以同时存在。

绝大部分青少年的驼背都不是病理性的，而是姿势性驼背，一旦注意姿势驼背即刻纠正，并不需要治疗。只有很小一部分是病理性驼背，其中最常见的是休门病（Scheuermann's Disease），X线片上可看见3个以上椎体5°以上楔形变，轻度可以支具治疗，75°以上就要考虑手术了。

三、斜颈

斜颈的原因很多，如肌性斜颈、骨性斜颈、眼性斜颈、习惯性斜颈。

1. 肌性斜颈

一般是先天的，出生时颈部即可发现包块，其实这是胸锁乳突肌挛缩造成的。随着年龄增大，包块可以自行消失，但胸锁乳突肌逐渐挛缩，造成脖子歪斜，时间久了甚至会出现大小脸。1岁以内通过手法按摩是有希望治愈的，1岁以上就需要手术松解挛缩的胸锁乳突肌了。

2. 骨性斜颈

这里讲的骨性斜颈，一般是颈部的先天性脊柱侧弯造成，通过拍片是很容易确诊的。

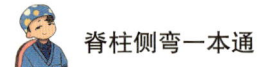

3. 眼性斜颈

需要去眼科进行专业检测后能够确诊。

4. 习惯性斜颈

不需要特别治疗也能自愈。

四、"鸡胸"和"漏斗胸"

经常有家属因为胸部畸形就诊脊柱外科，最常见的是两种，胸部向内凹陷为漏斗胸，胸部向外突出为鸡胸，但其实这两者都容易和脊柱侧弯同时出现，也很容易混淆。

轻度的胸廓畸形不需要治疗，重度的目前均有微创手术方案（Nuss术和反Nuss术）。但是术后仍需持续关注，因为往往此时侧弯反而有继续加重可能，有可能需要脊柱外科干预。

老罗语录

即使用了第一章介绍的六步法，也很难判断孩子是发生了这些容易与侧弯混淆的情况，还是真的脊柱侧弯了，所以一定要及时去医院检查，拍片进行排除也是非常必要的确诊手段。

第六章

神奇的支具

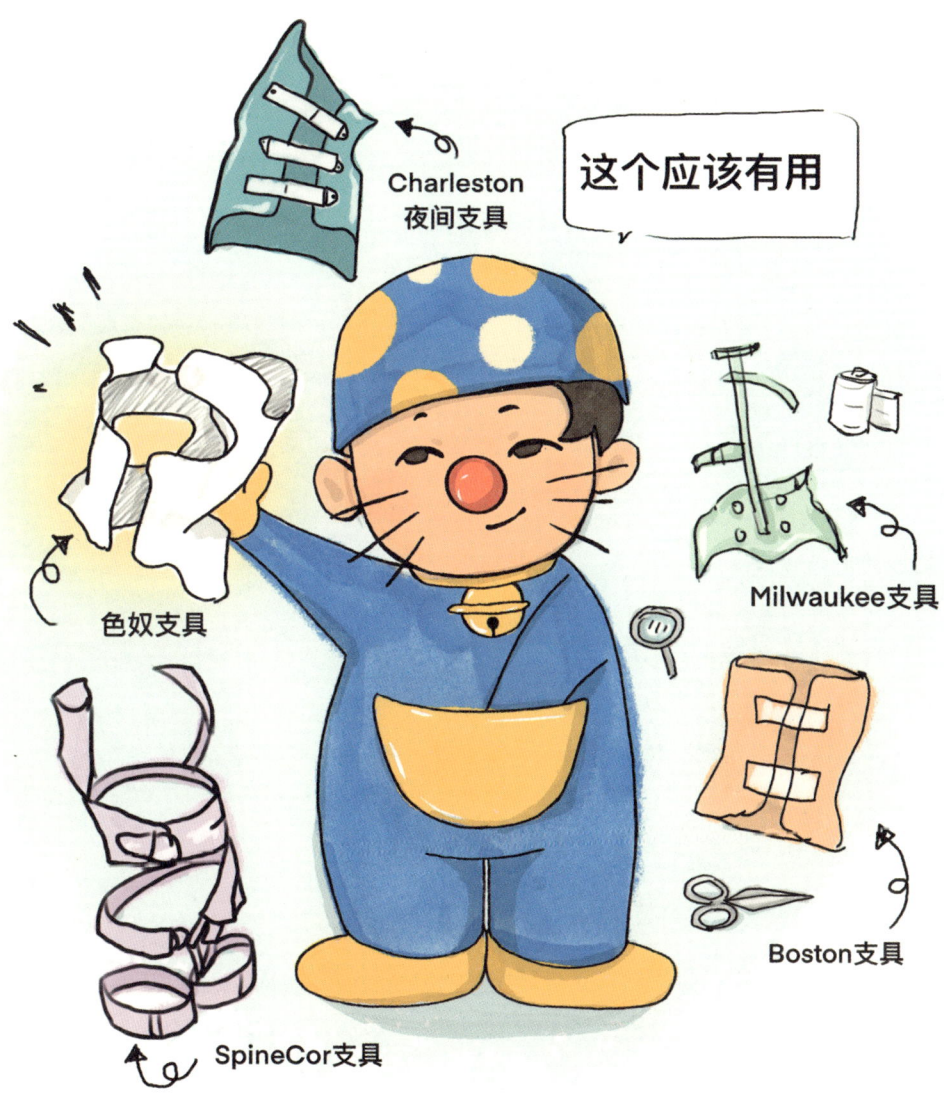

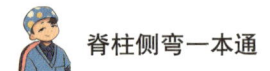

一、初步了解支具

脊柱支具是最常见的治疗青少年脊柱侧弯的有效保守手段，大量的文献支持这一观点。

1. 种类

支具的种类非常多，其中Boston支具是最常见的一种。在北美，其他常见的支具包括Milwaukee支具、Charleston夜间支具，以及SpineCor（一种软式支具）。欧洲则比较流行Chêneau支具。中等程度侧弯具有加重潜力，一般认为佩戴支具是针对这一类型侧弯的首选治疗。

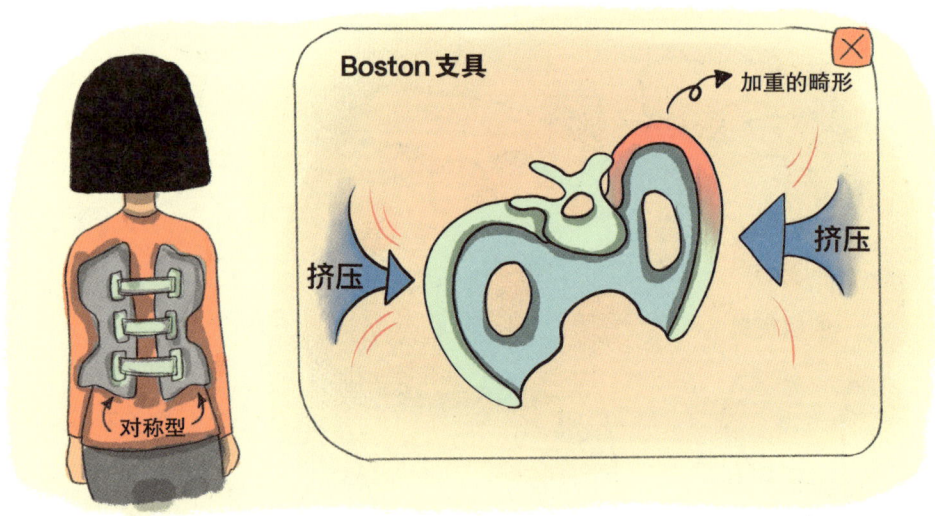

2. 佩戴时间

到底每天要戴支具多久呢？很多医生说时间越长效果越好，甚至认为要戴足23个小时，留一个小时洗漱。这是受了传统矫形支具理论的影响，目前看来是非常错误的。

正确的方法是15～18小时，其中必须包括睡觉的时间。现代支具设计兼顾了睡觉的姿势，戴着支具平躺睡觉是毫无问题的。

2015年NEJM的一篇文章就明确指出，超过18小时的支具佩戴并不能带来更优的效果，而10小时以下的支具佩戴几乎等同于不戴支具。同时，15～18小时的支具佩戴，还能给适当的运动和康复训练预留足够的时间。支具和康复是保守治疗的2个不可割裂的重要部分。

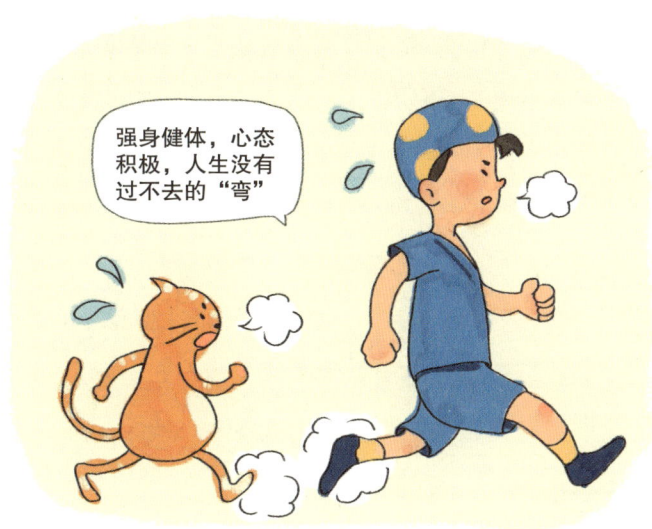

3. 进展：新旧支具的对比

传统支具是通过石膏取模的，现在已经被3D扫描所取代，之后的支具设计也可通过先进的软件进行，甚至支具制作也可以用3D打印的方式。即便通过现代化的手段，支具的精准度更高了，佩戴支具后依旧需要及时拍片确认矫正效果，如果支具有问题可以及时更改。否则，一副错误的支具半年时间反而会加重原有侧弯。

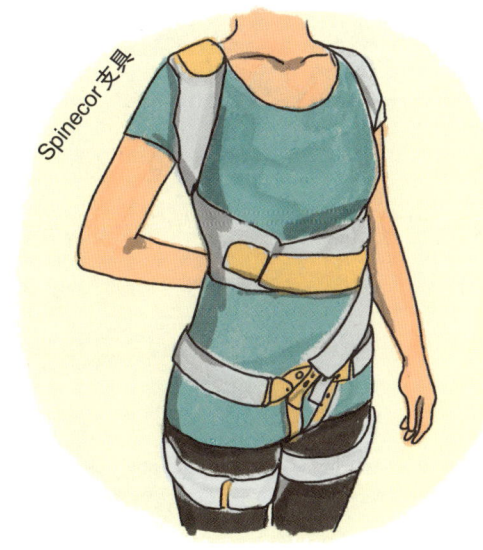

Spinecor支具

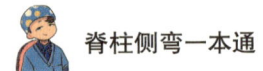
4. 支具的调整和更换

一般半年左右，去医院复查时要同时评估支具状态。切记，复查前24小时应脱去支具，这样才能去除支具对侧弯的效果，拍片的结果才是真实的。如果孩子身高增加过多，有时候需要及时更换支具，或者适当调整加压点即可继续使用。佩戴支具经常会引起疼痛等不适，应当及时咨询支具师，修剪支具从而尽量使支具合身，这样孩子才能安心佩戴，因为依从性高（即患者是否严格佩戴支具达到足够时间）是治疗有效的关键因素。

5. 什么时候可以扔掉支具

何时可以终止支具？当身高增长陷入停滞，我们需要确认骨骼发育确实基本结束，这可以通过Risser征、骨龄片、Saunders征来判断，此时骨骼和侧弯形态基本定型。但即便我们确认了这点，也不建议瞬间完全停用支具，建议先过渡为夜间佩戴，然后逐步减少佩戴时间，再次复查时，如果侧弯的确稳定，此时才能放心结束使用支具。

二、支具大盘点

1. 最常见的 Boston 支具

Boston支具是一种胸腰骶型支具（TLSO），在北美广泛使用。Boston支

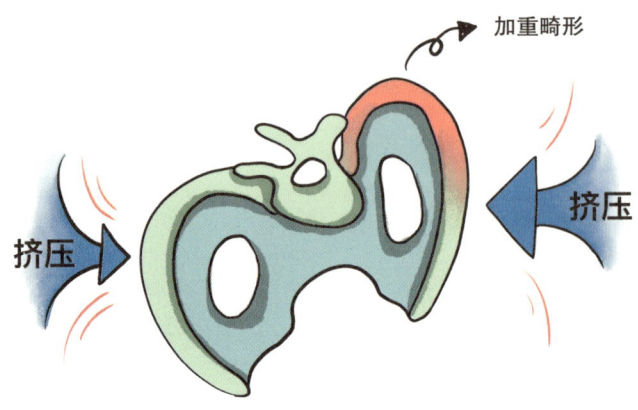

具是对称性支具，通过衬垫对肋骨的挤压以纠正弧度。通常这些衬垫放置在支具的后侧，身体被挤压向支具前侧，使得保持直立状态。这种挤压原本被认为有望改善旋转畸形，但事实证明基本没有效果，反而可能加重原有的旋转。支具的开口向后，一般刚刚达到肩胛骨高度，因此对于高位的侧弯效果欠佳。

2. 疗效最佳的色奴支具

20世纪70年代，Jacques Chêneau（法）发明了色奴支具。该支具的理念是通过加压和扩张区域，三维地对脊柱产生影响。支具的设计目的是至少稳定脊柱，而如果能改善角度则更佳。

色奴支具是非对称性支具，允许患者在佩戴时持续获得施罗特操的呼吸矫正效果。原理是在凸侧加压，并在凹侧通过呼吸释放空间。色奴支具针对的是三平面的矫正，包括冠状位、矢状位以及横断面（轴位）。

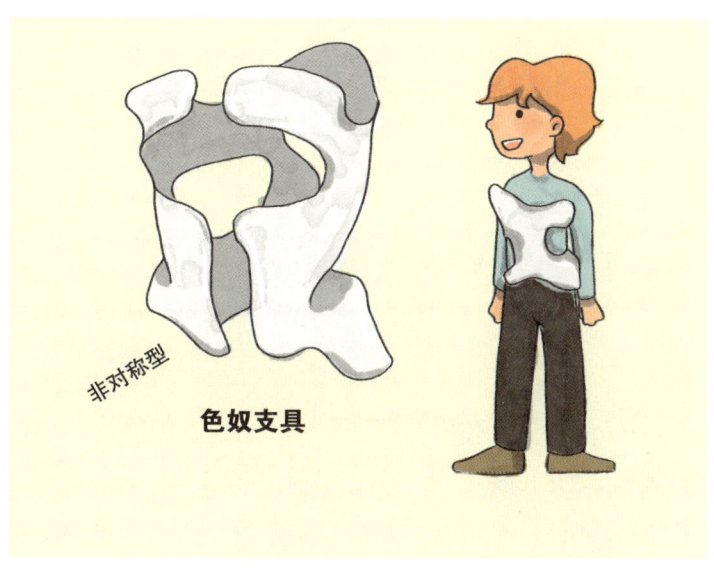

非对称型

色奴支具

从设计之初，色奴支具就把施罗特操的理念结合了。色奴本人当时访问了德国的施罗特诊所，立即就产生了将施罗特操理念融合进支具的想法。色奴率先意识到侧弯患者的胸椎表现为平背，并且应该被同时治疗。如果忽略这点将使设计出的支具过短而影响疗效。

如今，基于色奴的支具品种繁多，但是患者始终应铭记于心，真正的色奴支具不仅仅是科学，更是门艺术。支具本身的设计和穿戴舒适是非常重要的，直接影响到疗效。没有两件色奴支具是一模一样的。支具内的矫正效果是影响疗效最重要的因素，患者的依从度其次。目前，全世界范围疗效最好的色奴类型支具是德国的Gensingen支具，即GBW支具。

（1）GBW支具源于色奴支具

GBW支具衍生于色奴支具，是由Hans-Rudolf Weiss设计的。色奴支具是第一款非对称三维矫正侧弯的支具。GBW支具源于色奴，同时结合了现代3D（CAD/CAM）手段，基于Lehnert-Schroth的侧弯分型系统来指导支具设计。

设计之初GBW是针对早发性侧弯或青少年侧弯。尽管依旧是坚硬的塑料材质，但是取消了支具原有的巨大突出部分同时矫正效果显著，大大改善了患者依从性。不仅仅减少了弧度，同时也能改善体态和平衡状态，绝大部分患者规避了手术。

当生长结束，骨骼发育成熟，此时的治疗目的就不再是改善Cobb角，而是改善姿势和平衡，以及缓解疼痛。

（2）GBW支具的特点

与传统支具相比，GBW支具具有哪些特点呢？普适性，对于轻度、中度以及重度侧弯均具有疗效。高效性，戴支具时的矫正效果非常好，现代循证医学大量证据表明对于早发性和青少年特发性脊柱侧弯疗效显著。去旋转，非对称性设计可在三个平面矫正，包括针对旋转畸形。改善体态，使得外观和平衡能力进一步纠正。外观时尚，多余的塑料部分均可清除同时不影响矫正效果。前方开口，患者可以独立穿戴支具方便。与施罗特操完美结合，戴支具时同时起到施罗特呼吸扩张作用。同时，该支具并非包裹式设计，患儿体感舒适。对于成年人也可以使用来改善姿势以及缓解疼痛。3D科技贯穿始终，从扫描、设计、制作，规避了人为误差。

GBW支具

源于色奴支具，融合了施罗特操的旋转呼吸理念，近些年又结合了3D扫描、3D设计及3D打印技术，在精准度方面上升到新的高度，是目前疗效最佳的支具。

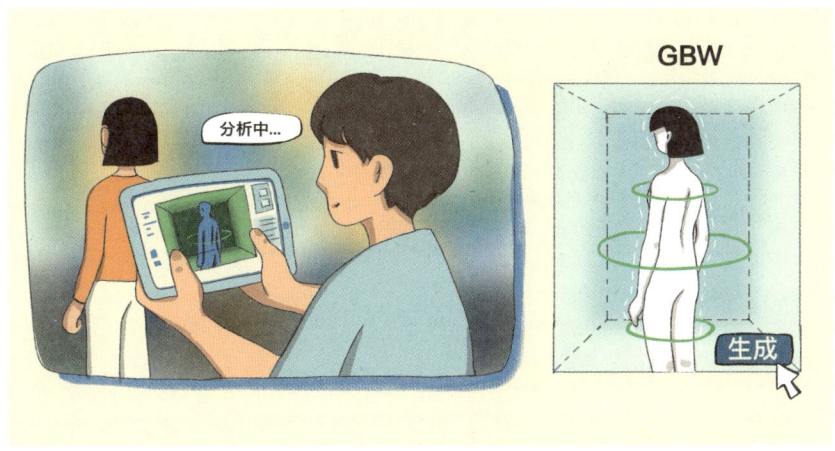

3. Milwaukee支具

Milwaukee支具的发明可以追溯至20世纪20年代美国。这是种对称性支

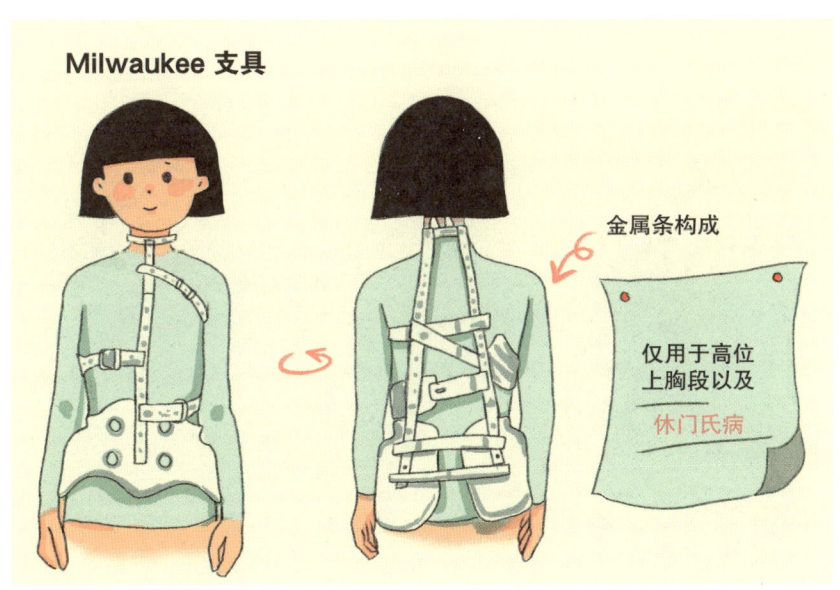

53

具，由骨盆部分，固定下巴的颈环，以及中间连接的金属条构成。如今这种支具仅用于非常高位的上胸段侧弯以及休门氏病（一种表现为胸椎后突的疾病），对于这个位置的侧弯，Boston支具无能为力。

4. SpineCor支具

这是起源于Montréal的一种软式支具，通过许多弹力绑带缠绕身体来对抗侧弯弧度。通常来说对轻度的侧弯比较有效，同时穿戴之时还可以进行相当程度的体操锻炼。一般不建议超过2小时脱离支具。但是也有研究认为对于中度侧弯SpineCor的可靠性较差。

5. 夜间支具

目前为止介绍的都是日间支具，接下来也让我们了解下夜间支具。夜间支具主要设计用于夜间睡眠时佩戴，考虑到患者的依从性和舒适度，夜间支具的设计往往更加注重轻便和透气。

Charleston夜间支具：这是在北美最常见的一种夜间支具，是一种非对称支具，通过矫枉过正来实现对侧弯的更大纠正。

夜间支具的优势在于它们可以在青少年生长激素分泌的高峰期提供矫正力，这通常发生在睡眠后的60～90分钟。然而，夜间支具可能会因为长时间保持

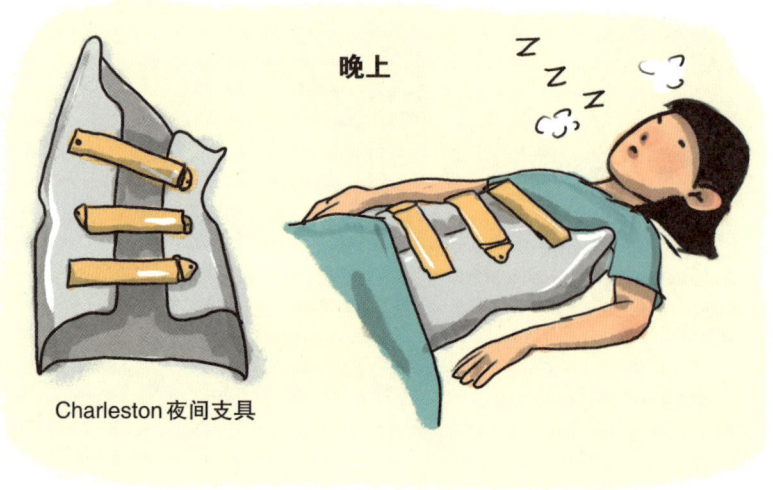

Charleston夜间支具

同一姿势而导致患者感到不适，也有可能因此而影响睡眠质量。有很多侧弯孩子，由于内心抗拒将日间支具戴去学校等公共场合，那么夜间支具就成为他们的合理选择。

但是夜间支具佩戴的时间毕竟有限，仅为睡觉时间使用，目前整体疗效仍略逊于日间支具。应当充分考虑孩子侧弯的严重度、佩戴支具的依从程度，与家属和孩子沟通后，在日间支具和夜间支具间进行选择。

一般而言，日间支具可以兼顾夜间使用，但夜间支具不能兼顾日间。在我国，总体还是选择日间支具的家属更多些。那么是否需要日间＋夜间支具各配一副？目前支具费用总体仍比较昂贵，并不建议这种选择，当然土豪除外！

日间型支具仅夜间使用 ＝ 夜间型支具

这是一个智商税，日间型支具必须达到16小时的佩戴时间才能达到最佳疗效，仅夜间佩戴的时间完全是不够10个小时的，没有治疗效果。而夜间型支具采取矫枉过正模式，仅夜间佩戴即可达到效果。

三、支具使用小贴士

正确使用支具是脊柱侧弯治疗成功的关键。当你对支具有疑惑，请及时咨询你的主诊医生或支具师。千万不要随便放弃支具或者减少支具佩戴时间。

1. 支具内衬衣

支具并不应该贴着皮肤直接使用，支具之下需要有内衬衣。好的内衬衣应该是非常贴身，吸汗强，无缝衔接的，这样才能提高支具的舒适性，同时又能保护皮肤。

2. 复查携带支具而不是戴着支具

每次复查都建议携带支具，首次佩戴需戴着支具拍片，常规半年复查，需提

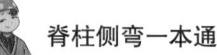

前24小时脱掉支具拍片。同时应一起准备的还有X线片，包括电子胶片，孩子提前穿着紧身衣裤方便医生体检。

3. 询问支具师可解决大部分支具问题

有问题及时联系支具师，有时候预约医生门诊需要等待时间，在此之前可以先行询问支具师，大部分的问题都可以得到解决。

4. 确保支具佩戴正确

现代支具佩戴的基础是靠腰部固定，一旦腰部匹配支具，胸部也就随之匹配。支具师可以在魔法贴上记录最佳矫正位置，一般可以给孩子2周左右时间逐步适应至该位置。例如，第一天佩戴2小时，之后每天加2小时，那么7天后就足以达到16小时的要求。

5. 支具压痕很重要

支具是通过对侧弯定点加压获得矫正作用的，一般是作用在肋骨，好的支具往往会在肋骨上留下淡红色的压痕，此时肋骨往往会显得突出，但是这都是正常现象。如果没有压痕，那么恭喜你，舒服了却也没效果了！对于压痕皮肤的处理，笔者的经验是，在每天不佩戴支具的时候，可以适当按摩、热敷，以促进血液循环和避免接触瘙痒。

6. 及时应对皮肤问题

万一真的出现皮肤问题，如皮肤破溃、水泡等，可以咨询皮肤科用药，暂停支具数天，一般皮肤会很快恢复，此后应该及时重新恢复支具治疗。

7. 配合运动与康复

运动和康复训练是非常重要的辅助手段，一定要脱了支具进行，尽管戴着支具可以完成跑跳等简单运动。

8. 避免高温

支具为塑料制品，避免接触高温环境，夏天勿将支具置于车内。

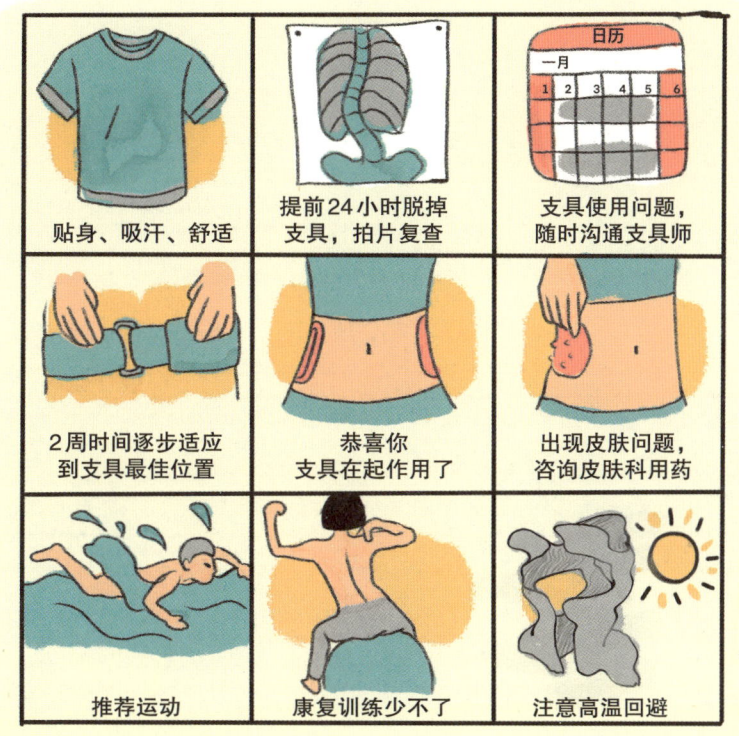

贴身、吸汗、舒适	提前24小时脱掉支具，拍片复查	支具使用问题，随时沟通支具师
2周时间逐步适应到支具最佳位置	恭喜你支具在起作用了	出现皮肤问题，咨询皮肤科用药
推荐运动	康复训练少不了	注意高温回避

老罗语录

　　中等程度侧弯的首选治疗是佩戴支具。

　　每天佩戴支具16小时，再配合适当的运动，是最佳的保守治疗脊柱侧弯的方法，但这个方法只能控制脊柱侧弯不加重，而不是矫正至不侧弯。

　　终止支具使用时，不仅需要确认骨骼发育确实基本结束，还要遵循循序渐进的原则，以夜间佩戴作为过渡，逐步减少支具佩戴的时间。复查时确保侧弯稳定，才能放心结束支具的使用。

第七章

探秘施罗特操

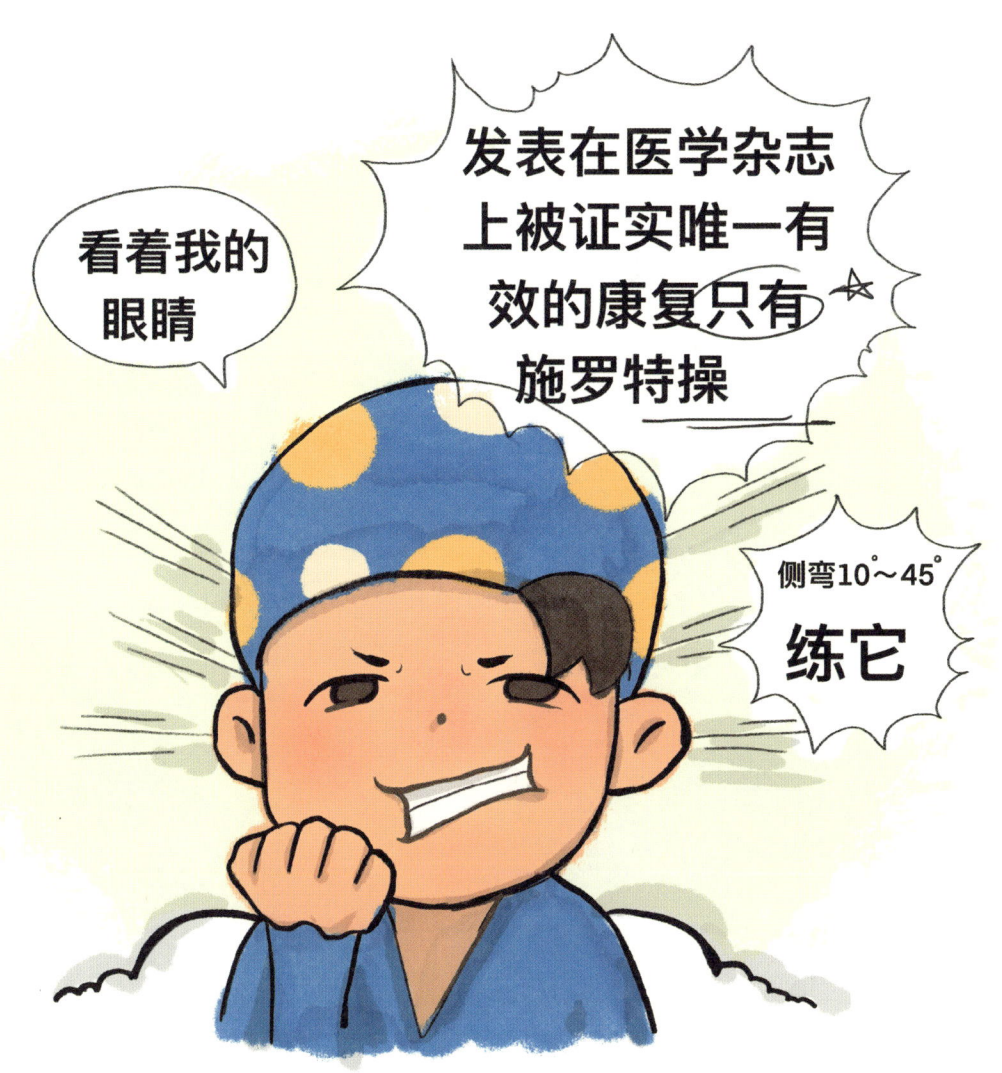

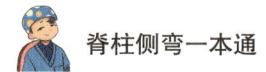

一、百年历史，不断完善

康复训练是脊柱侧弯除了支具以外，最重要的保守治疗手段，分类繁多，包括施罗特、美式整脊、意大利SEAS、巴塞罗那BSPTS等体系，此外瑜伽、普拉提甚至我国的中医正骨都有各自的拥趸。但是，从现有文献报道来看，只有施罗特体系疗效确切，在全世界广为流传。

施罗特操（Schroth Exercise），由德国的Katharina Schroth女士在1921年创立，她本人患有较为严重的脊柱侧弯，从膨胀的气球中获得灵感，发明了这套体操。其核心在于利用患者自身的感知来矫正身体错误的姿势，让身体回归正确的运动轨道。这套系统之后又历经Christa Schroth和Hans Weiss的两代传承发展。

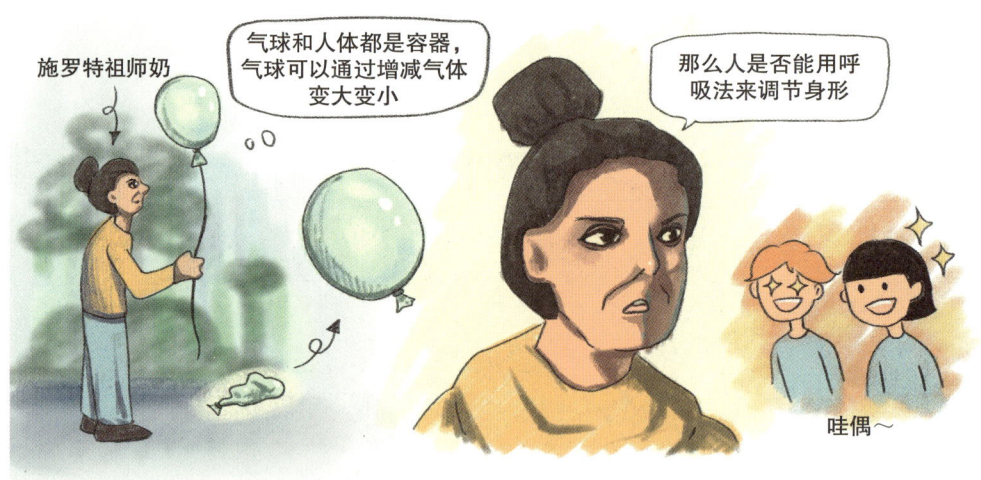

施罗特操的治疗概念包括：重建肌肉平衡和脊柱排列。呼吸训练，使得脊柱向凹侧释放。产生肌肉记忆，记住正确姿势。

施罗特疗法历经近百年的不断改进，已成为脊柱侧弯保守治疗的金标准。它不仅可以预防长时间戴支具导致的肌肉萎缩，提高脊柱柔韧性，还可以增强孩子的肺活量和肌肉力量以更好地控制脊柱。

值得注意的是，孩子刚开始施罗特操训练，建议在专业医生或治疗师的指导下进行。施罗特最佳实践学院（Schroth Best Program, SBP），每年都会在全世界组织治疗师培训，培训通过后颁发证书，认证信息可见于施罗特操官方网站，老罗也拥有该项证书。因此家属在挑选康复机构的时候，一定要确保康复师拥有此项资质，才能保证指导体操训练的质量。

二、分型体系

当我们选择施罗特操作为训练体系，首先必须经过详细的评估，包括体态、AVR（Adams试验的旋转角）、下肢长短等，以及X线片测量Cobb角，确定脊柱侧弯分型。使用施罗特操，一定要根据施罗特操独有的分型，此处并非手术分型（如Lenke、King等分型），然后根据分型设计出对应的治疗方案。

施罗特操分型（ALS）

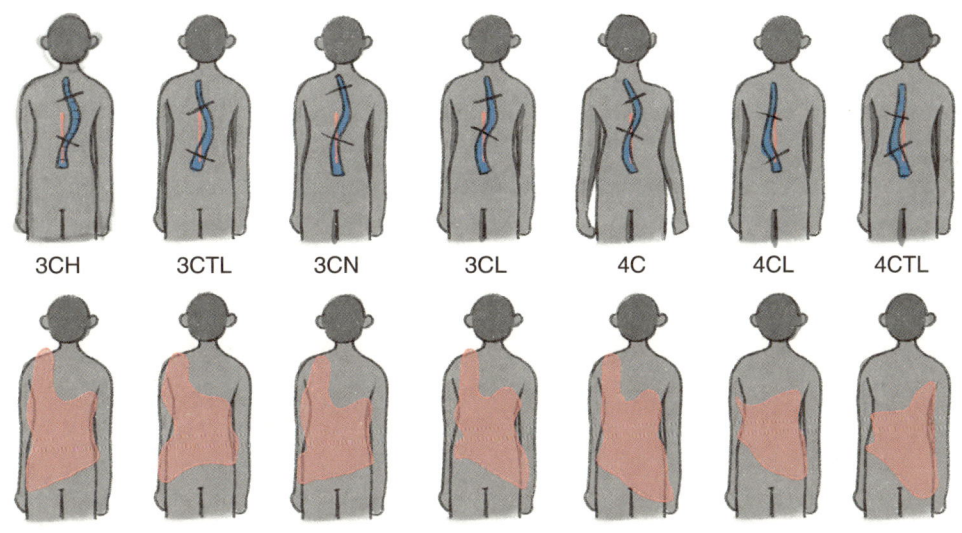

3CH　　3CTL　　3CN　　3CL　　4C　　4CL　　4CTL

★ 体态，AVR，下肢长短，Cobb角

施罗特操并非孤立疗法，还可以结合矫形支具的使用，现代的色奴支具和施罗特操是一脉相承的，一并使用的疗效更佳。总的来说，施罗特的三维脊柱侧弯矫形训练，是一种安全、高效、无痛苦的治疗方法。在跟着治疗师训练一个疗程

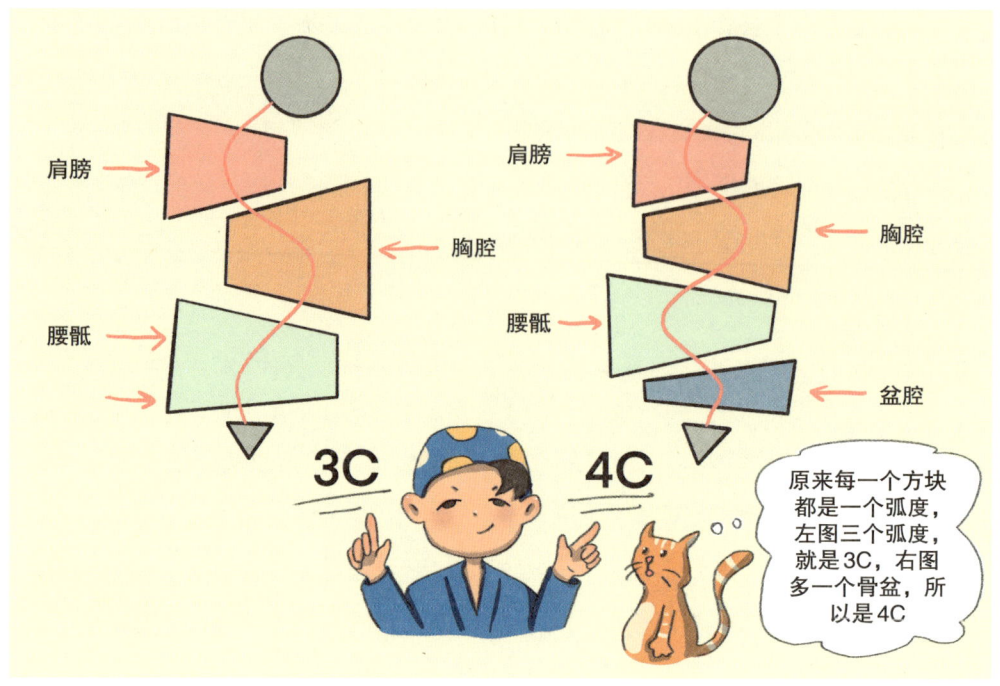

之后，一般为 10～15 次，每次 45～60 分钟，此时患者对正确的姿势开始产生稳定的肌肉记忆，有能力的孩子可以在家中自行训练，必要时可以请治疗师在线指导。

可能施罗特分型法乍一看比较复杂，我们可以做一下简化，以胸弯的方向为基准，定义右弯或者左弯；以是否有骨盆明显倾斜为标准，分为 3C 或者 4C。接下来以 3C 右型为例（这也是人群中较为常见的一种类型），介绍下施罗特操较为常见的训练内容。

通过正确的施罗特操的训练，我们可以期待孩子将获得优化的姿势、核心力量和稳定性、更顺畅的呼吸、疼痛减轻、更好的运动功能、对自己脊柱状态的理解、骨盆倾斜的改善。

三、基本动作

整套完整的施罗特操非常复杂，建议在专业医生与康复技师的指导下进行训练。提供4个最基础的练习动作，特别强调这组图仅针对3C右型和3C左型的情况。

正确坐姿

1. 站姿及坐姿

情况一：3C右型

如果你是这样　　　　　那么站的时候　　　　　坐的时候

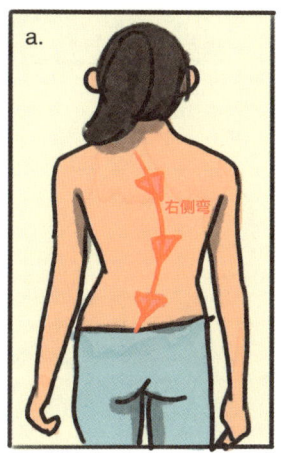
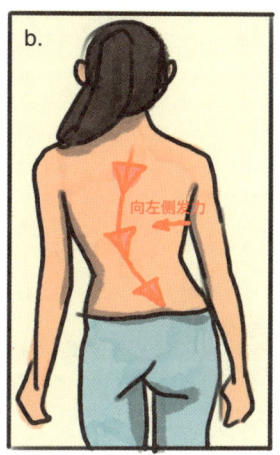
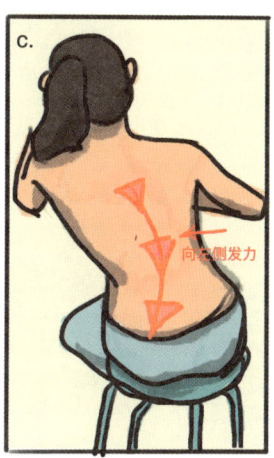

情况二：3C左型

如果你是这样　　　　　　　　　那么坐的时候

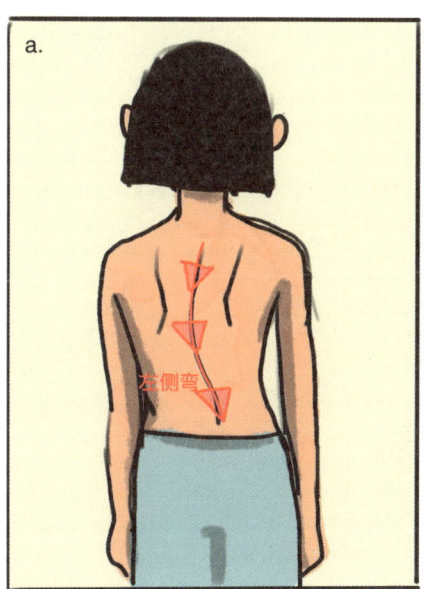
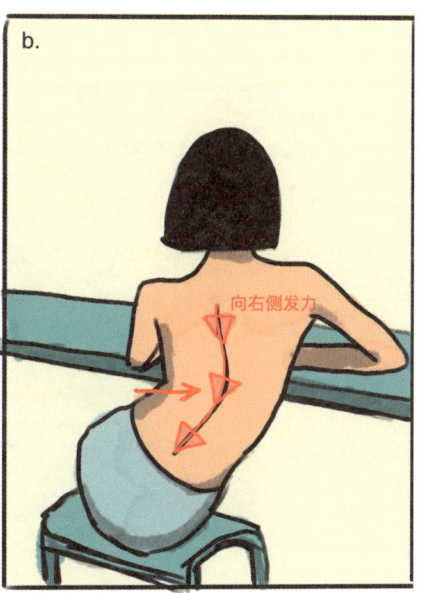

2. 肌肉圆锥运动

如果你是这样　　那就这样做

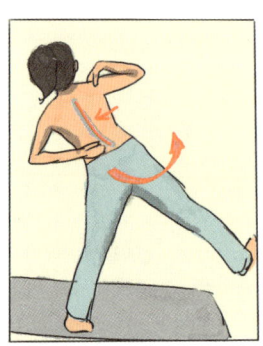

3. 池塘上的青蛙

如果你是这样　　那就这样做

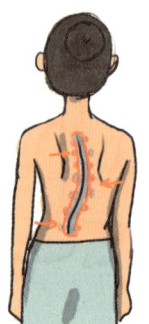
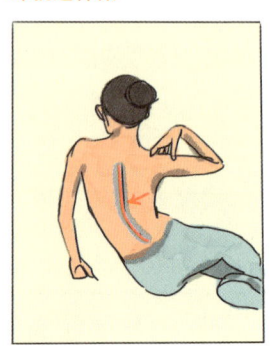

4. 侧平板支撑

还可以这样做

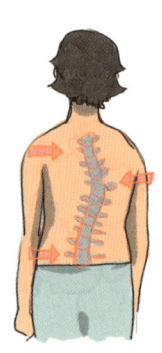
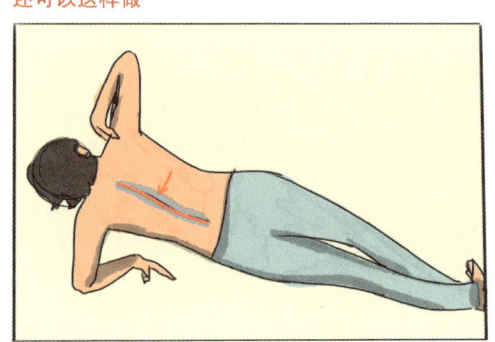

再提供1个强化练习动作，手拉肋木架或扶把进行练习，需要用更大力气。

5. 强化施罗特操

强化施罗特（方法一）

如果你是这样　　那么这样做

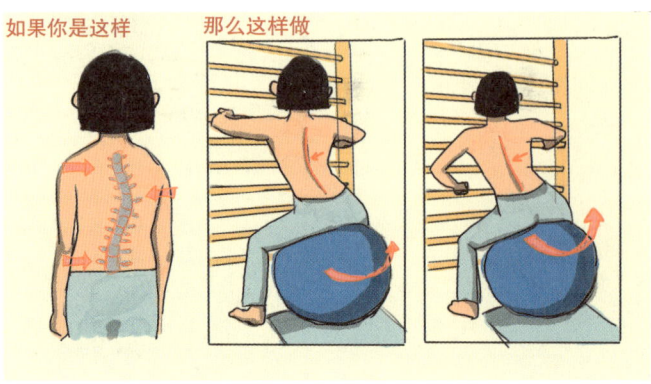

强化施罗特（方法二）

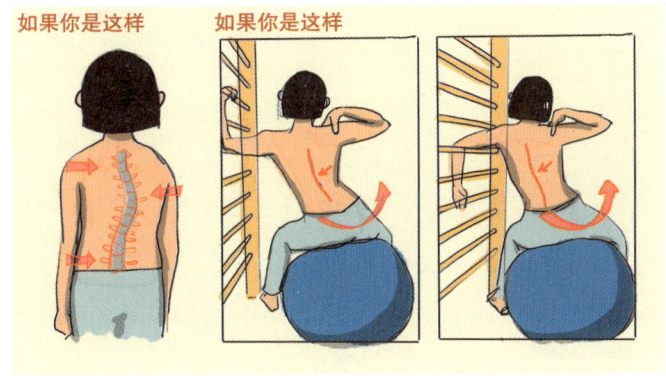

目前物理治疗的困境和展望

如今的青少年需要兼顾学业、社交及运动，压力很大。对于他们而言，坚持进行强化的脊柱侧弯物理治疗是具有挑战性的——极其考验耐心和毅力。医生通常会对每个病人进行1对1的康复指导。此外，病人平时在家时最好每周能自己训练3～5次，这样才能达到最佳效果。每次康复指导训练时长1～1.5小时，对孩子的体力也是个考验，而且有些孩子很难全程保持注意力集中，极易分心。从而影响训练质量。此外，一些其他的因素（如家庭经济状况等）也会阻碍家属长期坚持投入到物理治疗中。

那么我们应该如何应对如此困境呢？首先，可以考虑将1对1训练改为小组式训练，既增加了趣味性，也更有利于击败反复训练时产生的疲劳感，还降低了康复成本。其次，家属可以主动参与进来，包括之后可以帮助孩子在家中训练。最后，康复治疗师适时地检查动作质量，并给予正面的鼓励和反馈也能刺激孩子的积极性。患者、家属和康复治疗师三方的有效沟通，有助于消除潜在障碍，共同定一个可以实现的治疗目标。

确诊后跟练

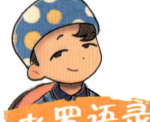

施罗特操经历了百年"迭代"，已然成为脊柱侧弯物理治疗的"不二法宝"，但"宝物"虽好也需要使用者愿意正确地、坚持不懈地使用它。因此，无论在训练中遇到什么样的困难，不要轻言放弃，而是要学会寻求帮助。我们医护人员会同患儿和家属站在一起，去想尽办法应对一切困难。

第八章

走进孩子的心
——侧弯孩子的心理

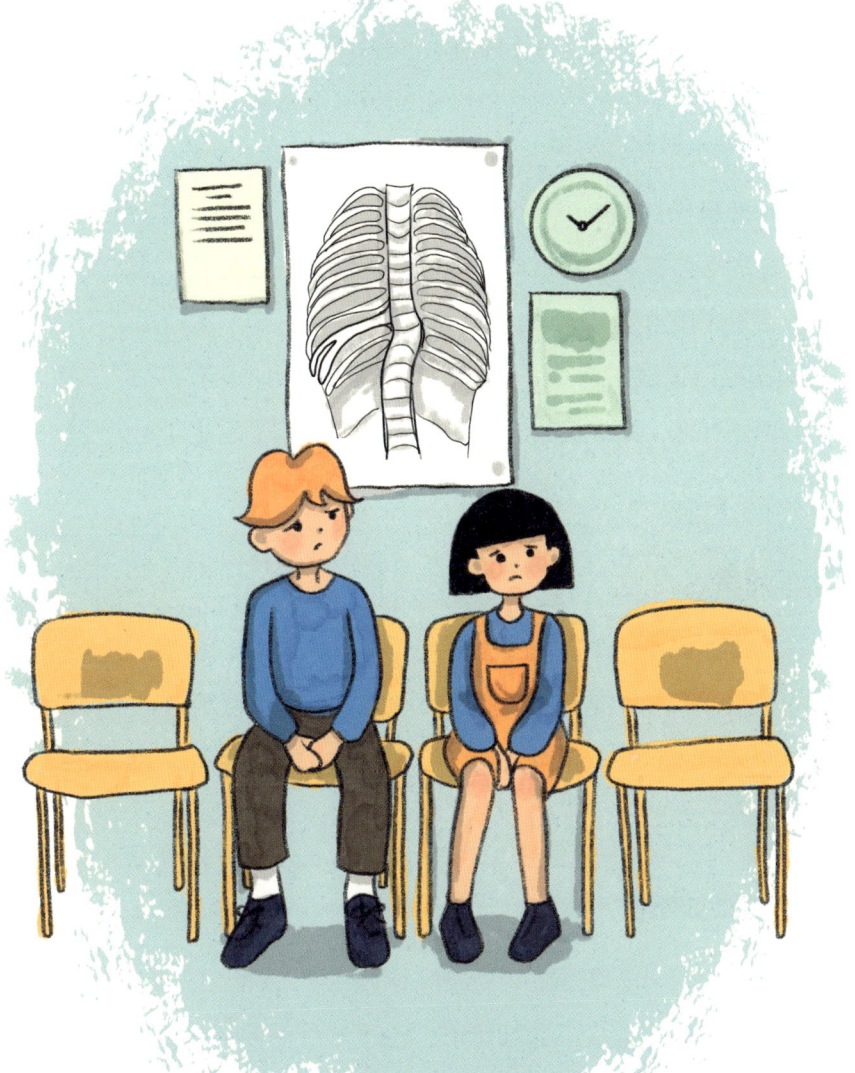

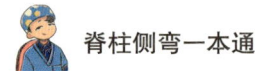

来老罗门诊就诊的孩子大部分是10～15岁、正值青春期的孩子。众所周知，青春期阶段是个体身心快速发展变化的阶段，也是个体非常关注自我形象的阶段。当被告知患有脊柱侧弯后，很多孩子包括他们的家长，往往会产生对自我形象的自卑和沮丧，以及对疾病后果的恐惧、对治疗过程的担忧等负性心理。在医生充分解答病情后，绝大部分孩子能够坦然接受，并积极配合治疗。但总有些孩子，因为脊柱侧弯造成的身体外观异常、脊柱运动功能障碍等，感到自卑和焦虑，对社交产生恐惧，甚至不能很好地配合治疗，造成病情加重。

一、确诊后，孩子容易出现的心理困扰

1. 自卑心理、自我评价低

脊柱侧弯的孩子大多处于青少年阶段，自我意识不断增强，但思维认知尚不全面，当个体的身体意象水平低时，他们对外观的关注更多，更加害怕他人的负面评价，也容易过度解读他人语言、表情等信号，从而产生自卑等不良的情绪体验，以及片面甚至错误的认知，如"我像个丑八怪！没脸见人！""别人都身形挺拔，我做错了什么会变成这样"等，这些都会让孩子产生自卑心理，降低自我评价。

2. 社交恐惧

自卑、自我评价低等不良情绪，会损耗自尊，进一步影响脊柱侧弯孩子在同伴交往中的心态，造成社交压力、挫败体验等。为避免体验这些不良情绪，很多青少年会选择回避、退缩，甚至发展出社交焦虑。如何保持或融入正常社交，是这些孩子面临的一大挑战。

3. 焦虑和抑郁情绪

由于对脊柱侧弯知识掌握的不准确、不全面，会产生"听说侧弯即使戴支具也不能治愈，我的度数会不会加重？""难不成到时候还是逃不过手术？"等错误认知，从而产生焦虑和恐惧。此外，确诊侧弯后，孩子通常需要持续随访、接受规范的治疗，在这个相对较长的过程中，青少年也很容易产生焦虑、紧张等情绪，或是发展为抑郁情绪。

我们应当充分意识到，脊柱侧弯不仅在生理上影响到孩子的外形及身体功能，也会在心理层面上影响孩子情绪状态。因此，对诊断为脊柱侧弯的儿童青少年，心理保健是必不可少的干预措施之一，不仅能为孩子带来有效的支持，也是确保良好疗效所需。

二、父母如何陪伴和引导

1. 帮助孩子建立对疾病的正确认知

青少年对脊柱侧弯疾病的患病原因、治疗等缺乏正确的认知，是产生负性心理的重要原因，家长应主动了解科学的知识，并寻求专业的信息支持，根据青少年的认知特点，通过健康宣传手册、健康讲座、视频讲解等途径，帮助孩子正确认识疾病的病理机制、治疗方案及效果、自我保健方法等，增强康复信心。

2. 积极开展情绪疏导和干预

在面对困难和挑战时，父母的有效参与，对孩子的心理健康至关重要。父母应主动关注孩子的情绪行为表现，特别是与以往不同或不良的行为，这些行为背后往往隐藏着孩子的负性情绪和认知。面对疾病，孩子产生负性情绪是非常正常的，父母不应否认、批评孩子的情绪反应，而应当与孩子开展坦诚的沟通，正面回应他们的焦虑和担心，这是建立理解和信任的前提。家长的理解，支持和鼓励，能向孩子传递积极的情绪，并促使他们也产生积极心理，提高自我效能感，提升参与疾病治疗及健康管理的依从性。

3. 引导孩子建立正确的生活方式和运动行为

父母和孩子一起，从家庭日常生活习惯出发，共同营造有益于康复和身心健康的生活环境，如规律作息，合理适度运动等。同时，家长与教师的有效合作也至关重要，应共同努力为孩子创造适宜的条件，鼓励青少年积极参与集体活动和

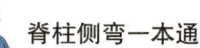
体育运动，不仅能够增强青少年的社交技能和团队协作能力，而且通过运动矫正等方法来提升康复效果。

4. 必要时带孩子寻求专业心理支持

如果青少年的心理状态受到严重影响，建议寻求专业心理咨询师、心理治疗师的帮助。医生会通过情绪疏导、认知行为治疗等专业手段，帮助青少年更好地管理自己的情绪，克服心理障碍。

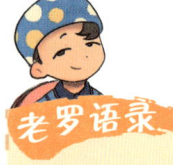

老罗语录

　　孩子往往能敏锐地感受到父母的焦虑，因此父母应当首先调整好自己的状态。请放心，通过适当的治疗和心理支持，大多数青少年都能够克服疾病带来的负性心理，保持良好的生活和学习状态。

第九章

手术前后

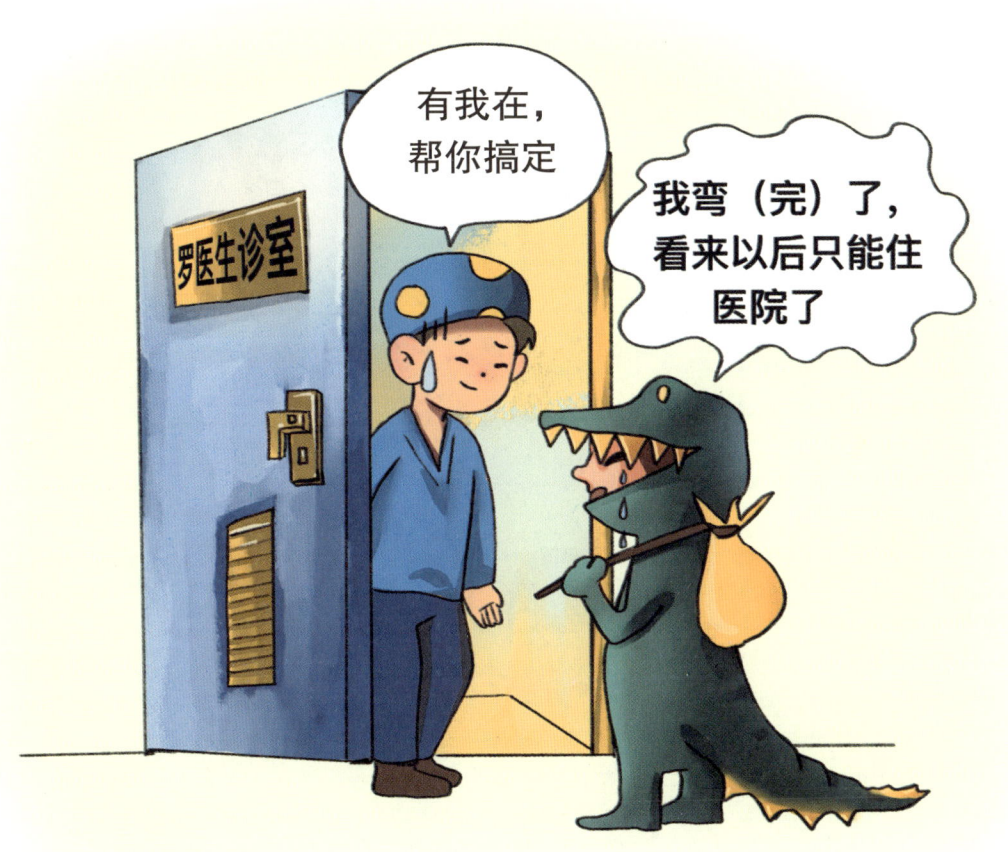

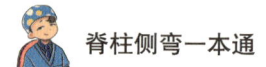

一、手术前，该怎么准备

孩子得了脊柱侧弯，一旦被告知需要手术，很多家庭顿时手足无措。平复心情后，我们应该正视这件事，做好充分的准备，把手术变成人生中一次奇特的旅程。

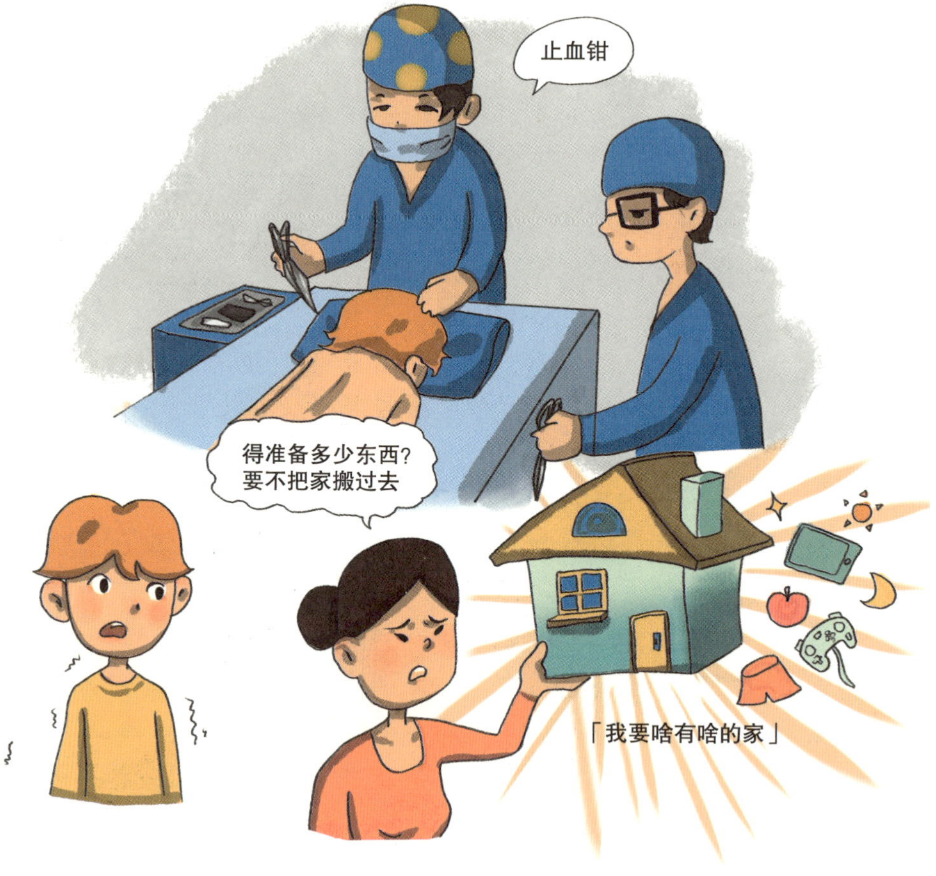

止血钳

得准备多少东西？
要不把家搬过去

「我要啥有啥的家」

1. 身体状态调整

脊柱侧弯手术时间长、出血多，即便使用Cell Saver，依旧大概率需要异体输血。建议术前可以多吃富含铁质的食物（动物肝脏、瘦肉、贝类、黑木耳等），促进机体造血功能，也可以降低输血的需求。

同时建议术前适当增重3～5 kg，术后2周往往会食欲欠佳，因此术前足够的营养储备能够较好地抵消这部分不利影响，同时也有利于伤口更好地愈合。脊柱手术对于太瘦的孩子其实并不友好，钉子一般有一定的长度，太瘦的情况下，皮下组织菲薄，不容易缓冲外界对皮肤的压力，容易产生很多皮肤问题。

吸烟和饮酒等不良嗜好也会影响手术效果，增加术后感染率，延迟骨骼愈合，强烈建议术前戒除。

对于重度脊柱侧弯，肺部扭曲挤压有可能造成肺功能严重受损，当肺功能低于正常值的80%，则不能立即手术，而要积极训练，如游泳、吹气、登高跑步等，提升肺活量，这样才能降低术后肺部并发症的风险，提高手术成功率。

2. 调整、消除术前焦虑

有些孩子术前会过分的焦虑，应当识别这种情况，及时给予心理疏导，良好的心理状态对手术恢复是非常重要的。

充分告知手术信息，包括手术步骤、术后恢复以及可能的并发症。孩子的焦虑往往是来自对手术的不确定性和对术后不利情况的担忧。

疼痛术前镇痛药物使用，对于术前焦虑也有很好的效果，尤其是药物联合心理共同治疗。对于术前过于焦虑的孩子，如果心理准备或心理适应无法很好地缓解他的焦虑情绪，可以在术前采用口服适量镇静药物或对乙酰氨基酚或鼻喷右美托咪定等一些药物治疗的方法完成孩子的术前镇静和预镇痛处理。

家人的支持和朋友的关心能为孩子提供情感安慰，也有助于孩子保持术前冷静。

3. 手术费和医保

脊柱侧弯是儿童骨科最为复杂的手术，同时又需要植入很多的钉、棒组成的内固定，过去曾经是花费很高昂的手术。20世纪末至21世纪初，有人开玩笑说：“做个侧弯手术，相当于绑了一辆普桑在背上。”大众普桑当时十几万，对大部分普通家庭来说购买这辆车和做手术一样是巨大的经济负担。

好消息是，2023年6月起，我们国家全面施行了脊柱内固定国家集采政策，

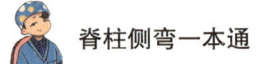

内固定的价格大大降低。目前脊柱侧弯手术住院费用已经降到了5万～8万。医保方面，通过异地医保结算，患者可以去大城市大医院接受治疗，住院费用按照比例从医保报销，减轻了负担。当然，具体费用还需要考虑别的一些因素，如医院位置、医院级别、住院天数、耗材使用情况等等。

4. 术前多学科评估

脊柱侧弯手术为四级手术，可能需要多学科参与术前评估，包括脊柱外科、麻醉科、心血管科、呼吸科、营养科、康复科、心理科等等。通过多学科协作，可以为患者制定个性化手术方案，有效提升手术成功率和术后生活质量。

二、手术后，孩子感到疼痛怎么办

脊柱侧弯手术是一种较为严重的手术创伤，手术期间由于使用了充足剂量的麻醉与镇痛药物，患儿不会有疼痛感受。当孩子顺利完成手术治疗回到病房或者

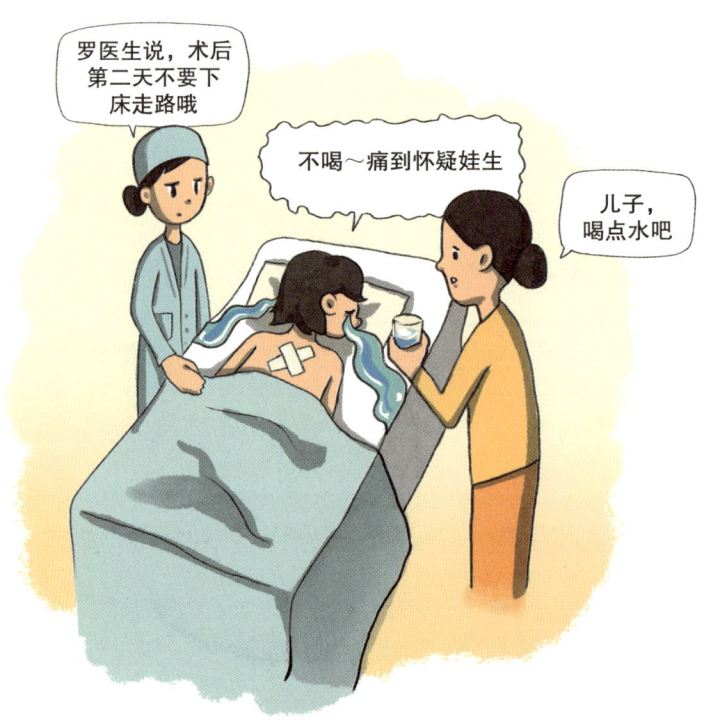

出院回家后，随着麻醉药物的逐渐消退，手术引起的疼痛感开始出现。疼痛一般会在手术后24～72小时内最为严重，个别患儿可能持续数日或数周。

然而术后创伤恢复有一定过程，不能一蹴而就。如果不采取恰当的镇痛措施，孩子就会感受到疼痛，也会因为疼痛而导致各种躯体不适、睡眠障碍等，影响术后康复及造成长远的心理伤害。

看着自己的孩子因为疼痛而呻吟流泪，无法入睡时，为人父母者因为不了解如何可以改善孩子的疼痛而不知所措，心情也会因此变得焦灼万分，恨不得代受其痛。就让我们一起对孩子们手术后疼痛进行深入了解，学会对孩子术后疼痛的初步处理。

随着手术中使用的麻醉镇痛药物的完全消退，孩子清醒后可能会感到各种不适甚至不同程度的疼痛。面对孩子的手术后疼痛，家长们也不用过于焦虑，让我们一起先学会评估孩子的疼痛程度。8岁以上的学龄孩子已经具有一定的认知理解能力，一般可根据提供的视觉模拟评分量表（VAS）自己评估和描述疼痛程度。家长也可以问问孩子"如果0分不痛，10分最痛，你给自己的疼痛打几分？"，从而得到一个正确的疼痛程度评估。

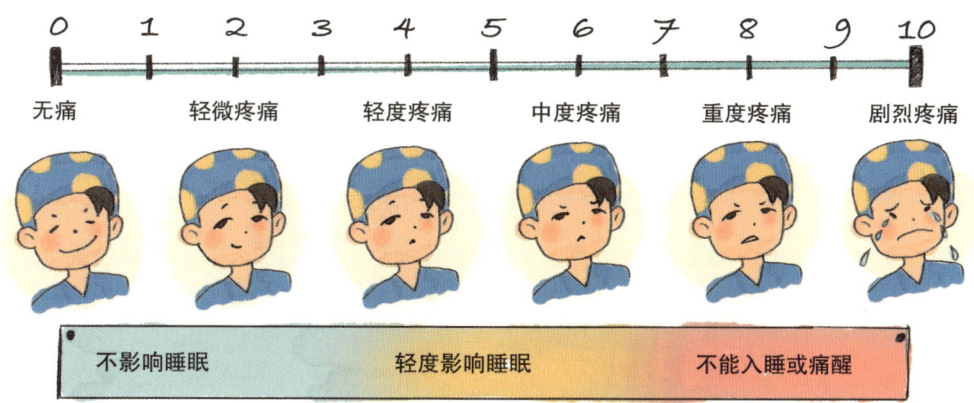

在做出正确的疼痛评估后，家长对于孩子轻-中度的疼痛是可以自行处理，从而改善疼痛情况的哦。家长自行改善疼痛情况的原则如下：首先尝试非药物治疗（如喂食糖水、分散注意力、抚触、提供舒适环境等）；非药物治疗效果不佳时可在非药物治疗的基础上给孩子使用适量的对乙酰氨基酚（如"泰诺林"）或

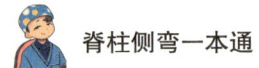

非甾体类药物（如"布洛芬"）进行解热镇痛治疗；如果使用了对乙酰氨基酚或非甾体类药物的药量已到最大量，但孩子疼痛程度评估分值仍然很高的话，可以寻求专业的疼痛科或麻醉科医生的帮助。

脊柱侧弯手术引起的中-重度疼痛，目前提倡的是多模式镇痛。多模式镇痛又称平衡镇痛，是指联合应用不同镇痛技术或作用机制不同的镇痛药，使疼痛传导通路的不同地方一起发挥镇痛作用，从而产生镇痛效果的相加或协同作用，同时可以使每种药物的剂量减少，减轻药物的不良反应。

对于进行脊柱侧弯手术的孩子，除了术前我们运用药物进行预镇痛外，术后可采用外周神经阻滞和（或）伤口局麻药浸润+对乙酰氨基酚和（或）非甾体抗炎药物按时给药+阿片类药物或其他药物通过自控式镇痛泵（PCA）持续泵注的组合。

镇痛泵是一种液体输注装置，能使药物在血液中保持一个稳定的浓度，可以帮助用更少的药物达到更好的镇痛治疗。镇痛泵一般会有一个特殊按钮，允许患儿或者孩子家长在孩子感到痛的时候，按压这个按钮。这个按钮被按压后，镇痛泵的驱动装置会在持续输注量的基础上增加一个额外药物输注剂量，用以帮助孩子缓解疼痛。

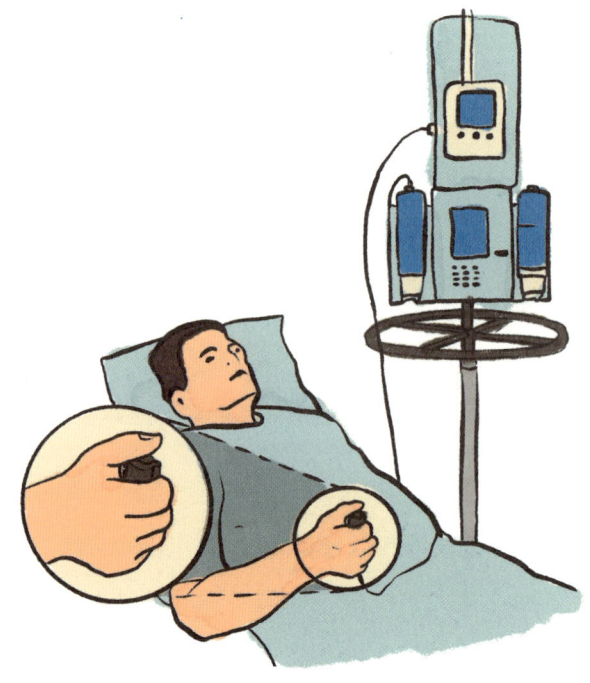

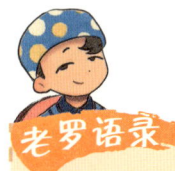

老罗语录

　　术后疼痛或许无法避免，但合理的多模式镇痛管理可以帮助孩子缓解疼痛下来。能使用的方法多种多样，包括非药物、药物等。请根据疼痛程度评估结果，合理选择。关键是建立起信心，一起为远离术后疼痛加油。祝福孩子们快速康复，早日恢复元气满满！

第十章

脊柱侧弯手术

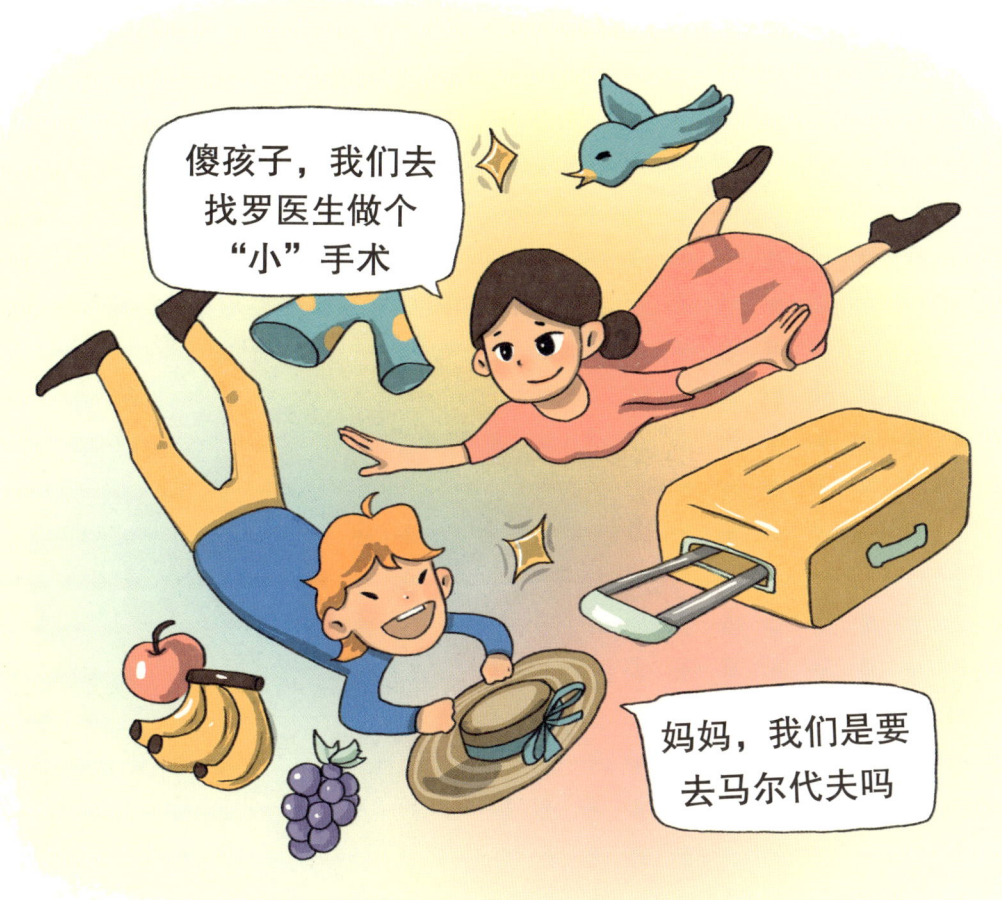

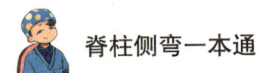

尽管现在有很好的保守方法来治疗脊柱侧弯，大部分情况下手术是可以避免的，但是仍然有部分孩子需要手术——可能是没有早期筛查发现，发现即晚期（重度），这多见于西部欠发达地区；也可能保守治疗失败，侧弯仍持续加重。

一般由脊柱科医生给予手术的建议，需要考虑较多因素，包括侧弯严重程度、年龄、骨骼发育成熟度、全身营养状况等等，毕竟脊柱侧弯矫形手术是特大手术，有较多种类风险的可能性。

一、何时必须手术

医学教科书上对于脊柱侧弯手术指征的描述包括4项。

1. Cobb角＞50°

由于超过50°以后，侧弯的加重看上去就不可避免了，2023年香港学者在《骨与关节外科杂志》（JBJS）发表的文章表明，发育成熟后50°以上侧弯仍然持续加重，尽管比较缓慢，每年增加约1.5°。

2. 尽管保守治疗，但两次复查仍加重

一般2次复查的间距是半年左右，加重的定义是5°以上。

3. 持续的疼痛

对于青少年来说，生长过程中脊柱旁的肌肉始终处于拉伸状态，因此疼痛并非主要症状，且一般不会持久。对于成年以后，生长就不再是最大的敌人，此时造成疼痛的原因是重力持续作用产生的压迫。

4. 家属的要求

有时家属处于美观、孩子的心理等考虑会提出手术要求。

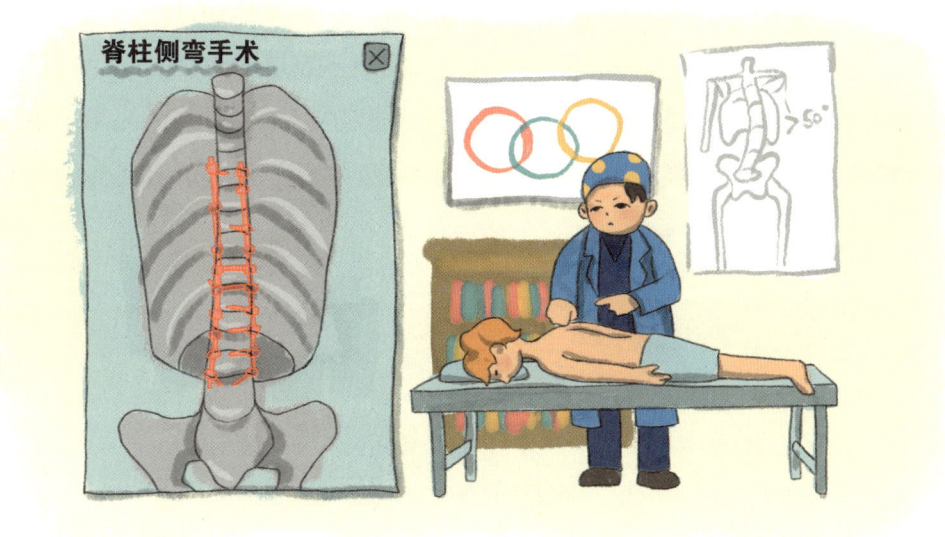

二、脊柱侧弯手术是怎么做的

现代脊柱侧弯手术技术经历了至少100年的发展，如今的金标准是脊柱后路融合术，采用椎弓根螺钉技术，通过螺钉和金属棒的固定达到维持矫形的效果。

脊柱后路融合，是将原本可以活动的脊柱固定成一大块，否则会造成侧弯复发，当然这会牺牲原本脊柱的活动度。这需要通过骨移植来实现，既可以是自体植骨，如从自身髂骨取骨，也可以采用同种异体骨，2种方法的效果是类似的。

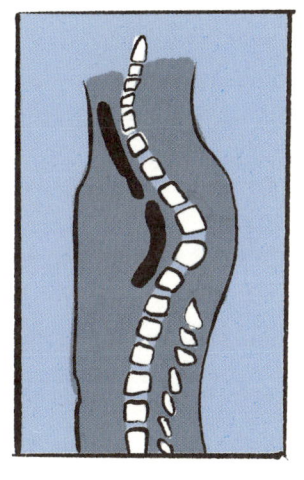 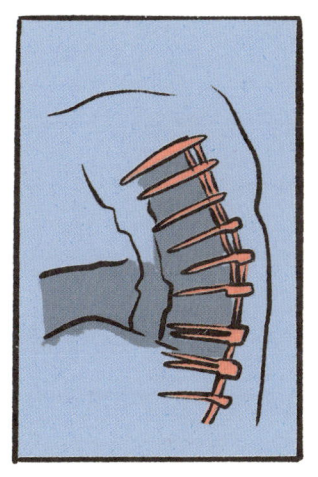

椎弓根是脊柱上最为坚硬的部位，同时通过椎弓根路径可以实现从椎体、椎弓根到椎板全脊柱覆盖，因此选此处为内固定的锚点是再合适不过了。目前全世界范围大部分医生采用的是徒手方法打椎弓根钉，优点是辐射少，简单易学。近几年也涌现出3D导航技术置入椎弓根钉，但这对医院硬件设施提出了更高的要求。

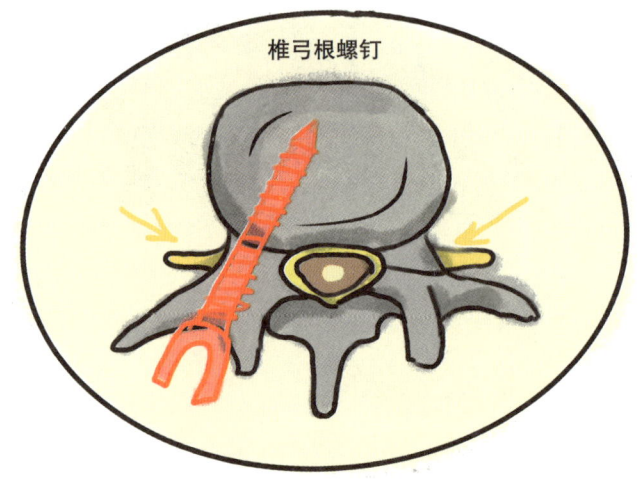

椎弓根螺钉

对于10岁以前的孩子，如果需要手术，此时就不推荐脊柱融合了，因为这会严重影响孩子的身高。此时的金标准就变成了延迟融合的生长调节手术（生长棒技术），待将来发育差不多结束的时候，再进行融合手术。

三、手术风险

脊柱侧弯的手术过程复杂，在我国手术分级系统下为四级手术（根据手术的难度系数分级，四级为最高），伴随的可能的并发症种类较多，其中最棘手的是神经损伤，可以表现为麻木、无力，最严重的是瘫痪，但总体来说发生概率并不高。

尽管手术技术已经有了长足的进步，但有时瘫痪的情况仍不可避免地出现。在这里有必要强调神经电生理监护的重要性，这是种实时监测神经状态的技术，可以及时地给手术医生提供神经损伤的预警，从而大大地避免悲剧的可能性，因此神经电生理监护是脊柱侧弯手术不可或缺的。有些基层医院在没有神经监护的情况下开展手术，产生了神经损伤，近些年已经有了这种被追责的案例。

手术节段的选择，这是个非常复杂的问题，总体原则是尽可能用少且足够的节段维持矫形，还要兼顾脊柱平衡状态。因为越多的节段被固定，会造成越多的脊柱活动范围的减少，影响将来的运动，越是靠近骨盆越是如此，所以往往达到第四腰椎时就要开始谨慎了，绝对不是固定越长越好！

黑科技：　自体血回输

自体血回输（Cell Saver）。脊柱侧弯手术的时间一般较长（3～6小时），手术暴露范围大，创面出血不可避免，往往需要输血。采用自体血回输，可以大大减少异体输血，安全有效且符合经济，非常推荐使用。

四、手术后的改变

1. 即刻可见的身体变化

首先侧弯会得到很大程度的纠正，但不是完全拉直，一般为手术前50%的弧度。完全拉直脊柱不好吗？在这个过程中，脊柱会受到牵拉，过分矫正有时候会引起神经损伤，这也是为什么脊柱侧弯手术一定需要神经电生理监护的原因。其次，长高了！脊柱弯曲会带来身高变矮，手术后会立即增高数厘米，这简直太棒了！但是，背后多了一条很长的疤，15～20 cm，如今一般会采取皮内缝合的技术，尽量让这条疤看上去更美观些。剃刀背和高低肩还是会一定程度地存在，尽管肯定好于术前，对于爱美的女孩子来说，以后去海滩穿比基尼还是会受点影响。

2. 弯腰

如果是单纯胸椎手术，弯腰不会有任何影响。如果涉及腰椎，就需要认真考虑这个问题，手术做到第3腰椎以上节段问题不大，第4腰椎就会开始影响弯

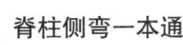

腰，第5腰椎的影响就会非常明显。当然，通过髋关节活动的代偿，经过积极锻炼后，不会出现完全弯不了腰的情况。

3. 内固定

手术放进体内的内固定通常是钛合金、钴铬钼等金属材质，可以终身不取出。一旦取出内固定，非常容易出现侧弯复发，非常不建议。一般这些金属材料与身体相容性很好，不会产生不良反应，但是内固定松动、断裂是时有发生的，有时候需要二次手术来修补。身体内有金属内固定，在通过机场、火车站安检时会发出警报，必要时可提前找主诊医生开具曾经历手术的证明。

4. 脊柱产生融合

脊柱后路融合术是现代治疗脊柱侧弯的金标准手术，最终的目的是手术节段产生骨性融合，从而纠正侧弯。融合的脊柱节段将不再有生长发育潜力，不再有局部弯曲的能力，脊柱活动不再能依靠融合的部分，而只能靠融合近端和远端脊柱的代偿。

5. 术后并发症

这部分内容可以独立写一个章节，但是老罗不愿意这么做，因为对于大部分没有医学知识的家属和孩子来说，这些可能的并发症只能增加精神焦虑。对于青少年和儿童，脊柱后路融合术总体并发症在5%左右，大部分为轻微并发症，严重并发症的占比很低，这相对于20年前已经是一个长足进步，但是无论科技如何发展，我们始终无法完全杜绝并发症的出现，也正因为如此，正确掌握手术标准显得尤为重要。重要的话说三遍，脊柱侧弯真正的绝对手术标准是大于：50°！50°！50°！

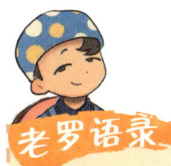

老罗语录

　　当然，家长如果希望通过本章内容全面细致了解脊柱侧弯手术是不可能的，专业的事交给专业的医生去做。

　　首先，尽可能避免不必要的手术。其次，当手术不可避免，找到专业的、有口碑的医院和医生去做，如今的脊柱侧弯手术总体来说是安全可靠的。

第十一章

姿势和运动

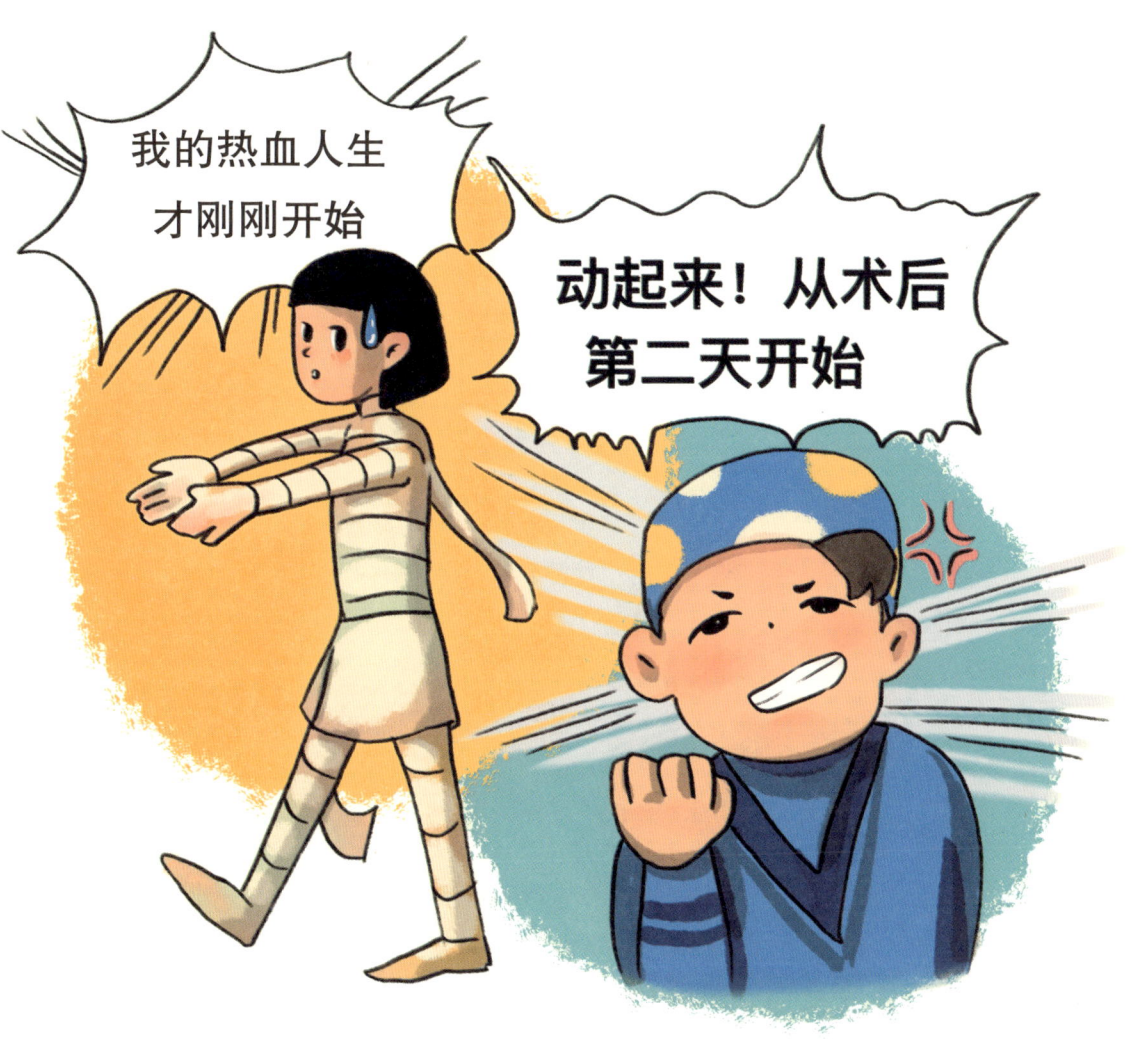

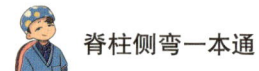

很多家属认为孩子得了脊柱侧弯，是因为平时没有好的站相或坐相，含胸驼背，抑或书包太重造成了脊柱侧弯，但这些观点并没有实质性的临床研究的支持，家属没有必要为此过度地担心焦虑。

脊柱侧弯孩子的站姿坐姿如果考虑有矫形需求的，可以参考施罗特操的相关章节。如果是戴支具的情况则更加不必担心，因为现代支具都融入了施罗特操的矫形理念，相当于在做施罗特操。

一、睡姿建议

1. 平卧位

脊柱侧弯患者可以尝试仰卧睡眠，这有助于保持脊柱的自然曲线，并减少脊柱的压力。在仰卧时，可以在膝盖下放置一个小枕头，以保持腰椎的轻微弯曲。对于剃刀背严重的孩子，平卧时突出的侧弯顶点可能会造成疼痛，此时可以在侧弯顶点周围放置衬垫。

2. 侧卧位

如果患儿更倾向于侧卧，建议脊柱侧弯凹侧向下，利用重力帮助纠正侧弯。可以在双腿之间放一个枕头，以保持骨盆稳定并减少脊柱扭曲。凸侧向下是应当避免的，这样会进一步压迫内脏，加重侧弯。这里讲的凹侧和凸侧都指的是胸部，如果自己无法判断方向，请咨询医生，或者放弃侧卧姿势。

3. 佩戴支具的睡姿

如果已经使用支具治疗，建议戴着支具平卧睡。夜间睡眠时体内分泌的生长激素对青少年身高发育至关重要，但同时侧弯也容易在这个时间段加重，因此戴着支具睡觉是有重大治疗意义的。睡觉时支具位置有可能会出现轻微滑动，属于正常现象，但有的孩子经常因为支具位置不舒适而半夜痛醒，之后就难以入睡，这样会严重影响睡眠质量，不利于身心发育，此时不建议强行继续戴支具睡觉，应该放弃睡时戴支具或者咨询支具师进一步调整支具以利睡眠。

4. 应当避免的极端睡姿

避免长时间保持极端扭曲的侧睡姿势，这可能会导致肌肉紧张和不适。俯卧位或者趴着睡是最不提倡的睡姿，会增加脊柱和颈部的压力。

二、床具用品的选择

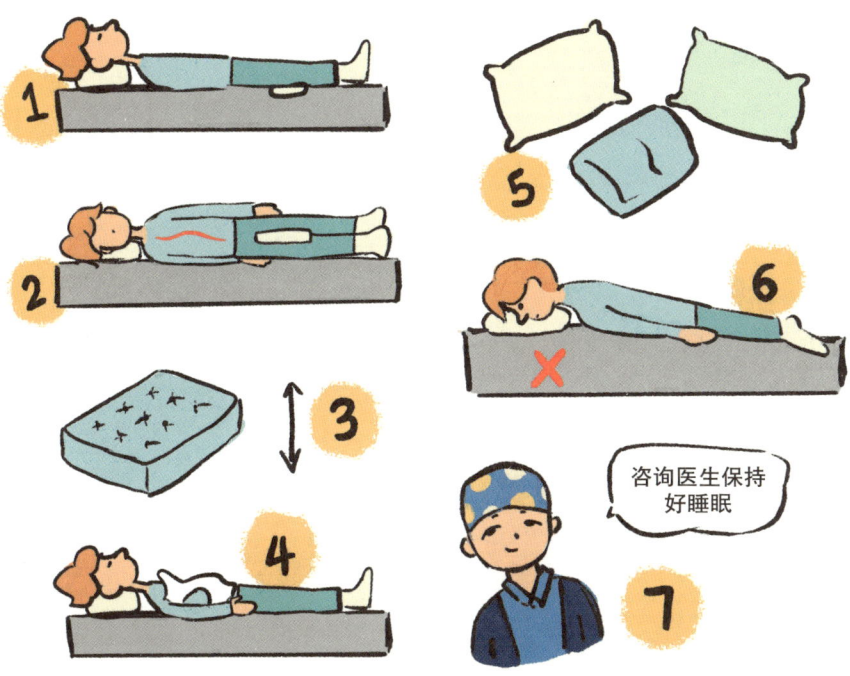

床垫选择：选择一个硬度适中的床垫，一般中等偏硬为佳，以提供足够的支持并维持脊柱的自然曲线。过软的床垫可能加剧脊柱侧弯，而过硬的床垫容易损伤皮肤，造成不适。

枕头选择：使用合适高度的枕头，以支撑头部和颈部，保持脊柱在一条直线上。对于小年龄儿童，脑袋相对于身体的比例更大，因此应该选择较低高度的枕头，否则易造成颈椎变直甚至反弓。

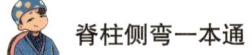

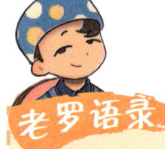

三、运动建议

　　得了脊柱侧弯到底还能不能运动呢？很多患者都认为侧弯会影响自己的运动，包括一些基层医院的医生也会建议不要运动，其实这是非常错误的。生命在于运动！脊柱侧弯和运动并不矛盾。当然，我们并不能通过运动本身来治疗侧弯，运动的目的在于强身健体，增加脊柱两侧肌肉的力量和柔韧性，从而稳定脊柱。戴支具20小时以上是错误的，戴23小时更是错中之错，正确的应该是戴16小时，如此一来，我们可以拥有"8小时非支具时间"，还不赶紧计划下运动方案！

1. 脊柱活力操

　　老罗和上海市第三女子中学的施丽娜老师共同设计了一款老少咸宜的脊柱活力操，希望增加脊柱灵活性和柔韧性，进而使我们远离脊柱侧弯！

脊柱活力操

【动作一】

动作方法：

自然站立，双臂贴于身侧，双腿并拢，目视前方。

练习时，上身姿态不变，抬起右腿与地面呈90°，双手自然放置腿部上方。

保持身体平衡，上身向右后方旋转，右臂伸直与地面平行，目视右指尖方向。

恢复起始站立姿态。

动作结束后进行反方向练习，动作相同，方向相反。

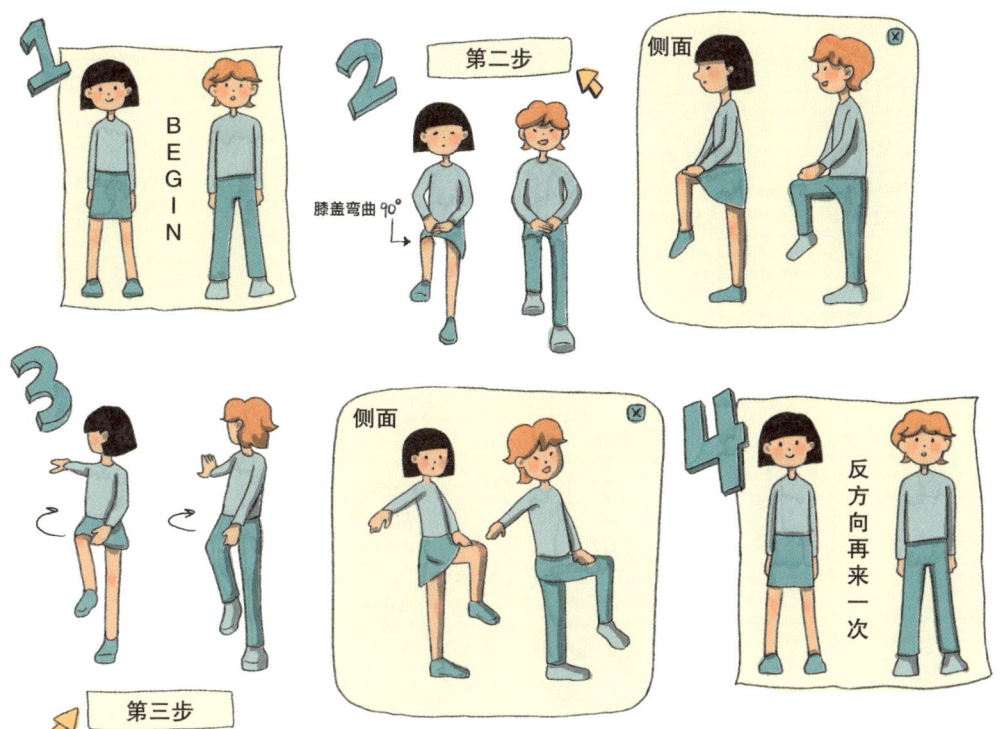

注意事项：

在上身旋转时，按个人具体情况选择适宜旋转幅度，并尽可能保持身体平衡。

练习次数：

每个方向动作为1～2个8拍，左右为一组，共完成5～6组。

【动作二】

动作方法：

上身直立，双腿分开与肩同宽，双臂贴于身侧，目视前方。

练习时，上身姿态不变，双臂屈臂，右手握拳，左手握至右手手腕。

上身姿态保持不变，身体向右下45°侧弯，动作维持2～3秒，目视上方。

身体继续向下侧弯至右手碰至右膝盖侧方，左臂伸直垂直于地面，目视左指尖方向，动作维持2～3秒。

恢复起始站立姿态。

动作结束后进行反方向练习，动作相同，方向相反。

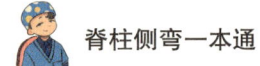
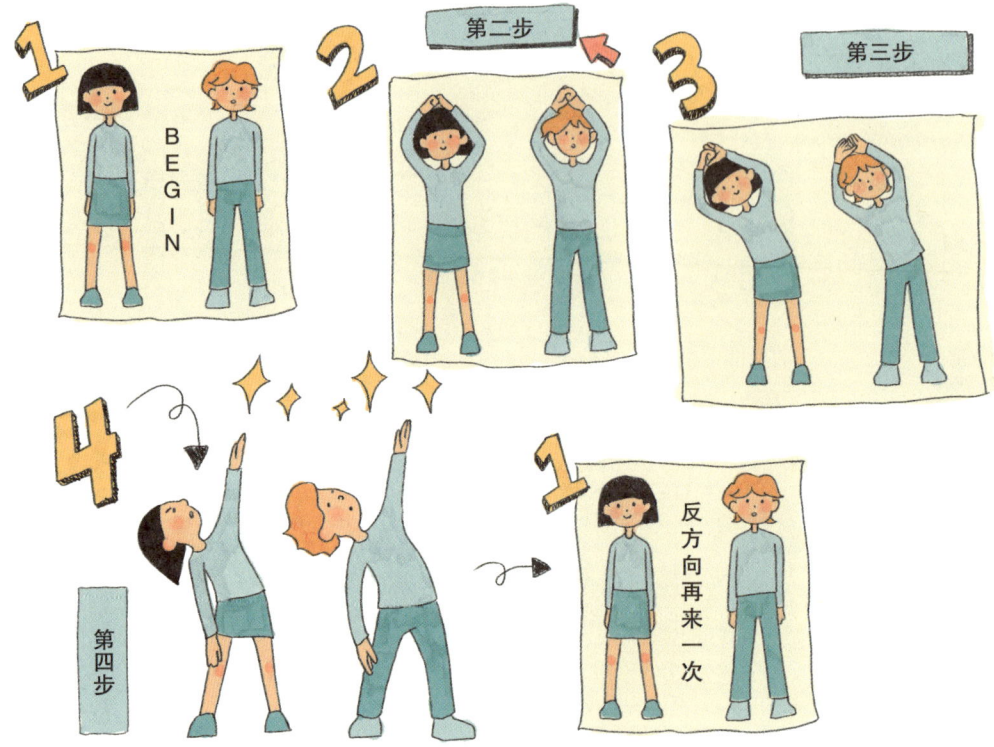

注意事项：

练习时，按个人具体情况选择适宜侧弯幅度，并配合合理呼吸。

练习次数：

每个方向动作为2个8拍，左右为一组，共完成5～6组。

【动作三】

动作方法：

上身直立，左腿向前迈一步，左臂自然贴于左身侧，右臂伸直逐步向上抬起至斜上45°，目视右手指尖方向。

当右臂向后逐步放下时，上身配合向右后方逐渐加大旋转，目视右手指尖方向。

动作结束后进行反方向练习，动作相同，方向相反。

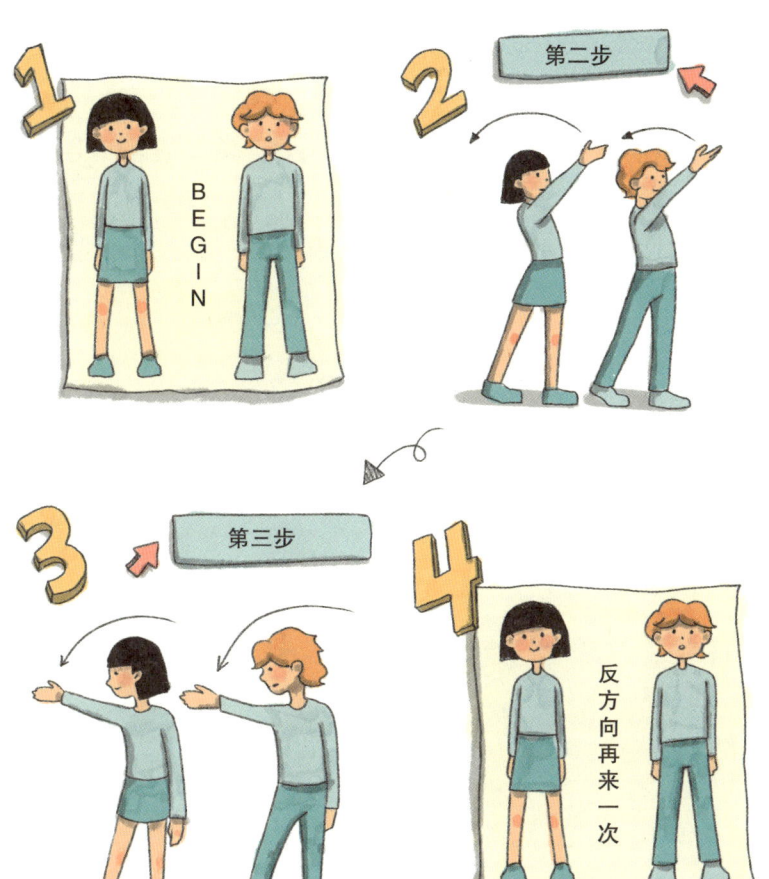

注意事项：

练习时，注意动作缓慢进行，充分感受脊柱拉伸与旋转，并配合合理呼吸。

练习次数：

每个方向动作为2～4个8拍，左右为一组，共完成5～6组。

【动作四】

动作方法：

上身直立，左腿向上抬起至90°，双臂伸直，双手抱至膝盖，动作维持2～3秒。

左腿向后弯曲，右手握至右脚脚踝，左臂伸直与地面平行，目视前方，动作维持2～3秒。

93

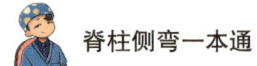
动作结束后进行反方向练习，动作相同，方向相反。

注意事项：

练习时，注意保持身体平衡。拉伸时，按个人情况选择适宜拉伸幅度，并配合合理呼吸。

练习次数：

每个方向动作为2～3个8拍，左右为一组，共完成5～6组。

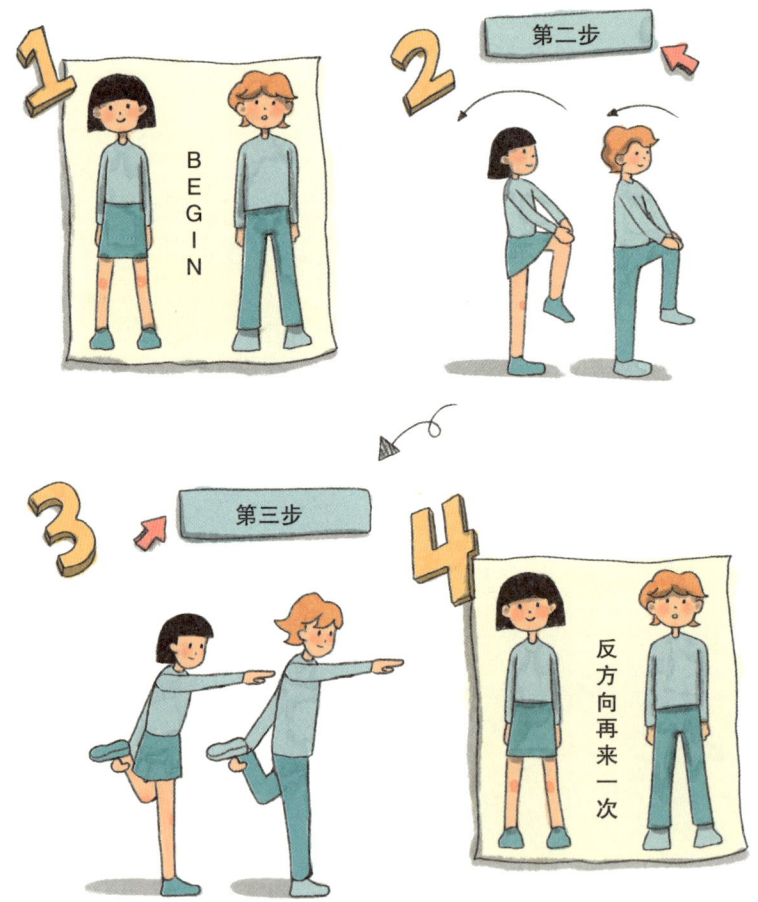

【动作五】

动作方法：

上身直立，双腿分开自然站立，双臂伸直撑于支撑物，目视前方。

双臂支撑位置位置保持不变，上身向下压，目视地面，维持4～5秒。

动作结束后，可反复进行练习。

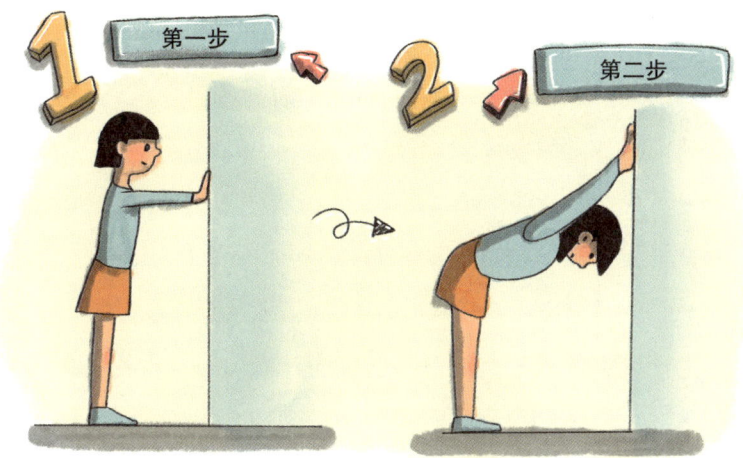

注意事项：

练习时，按个人情况选择适宜下压幅度，充分感受脊柱伸展，并配合合理呼吸。

练习次数：

每个动作为3～4个8拍，共完成5～6组。

2. 高风险的运动

脊柱侧弯应该避免剧烈碰撞的运动，如橄榄球、冰球、摔跤、滑雪等。当脊柱受到剧烈碰撞后，非常容易加重侧弯。还有许多非但无效还有可能加重侧弯的运动，应当注意避坑，已在第三章末节中列举。

3. 单侧发力运动

很多球类项目属于单侧发力，如羽毛球、乒乓、高尔夫、击剑等，是否应该避免呢？其实并不需要完全杜绝。脊柱侧弯的原因在于脊柱两边肌肉不平衡，适度的单侧运动并不会影响脊柱平衡，但最好能结合一些别的对称性的双侧运动。比如，每周打1小时的羽毛球完全没有任何问题。当然，任何竞技性运动，过度了都容易产生侧弯。

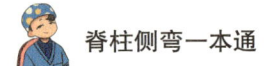
4. 游泳

曾经普遍认为游泳对于侧弯是有帮助的，尽管没什么科学依据，大致理念是通过抵消重力的影响来对抗侧弯发展。如今我们得知侧弯最大的敌人不是重力，而是生长发育。对于大部分的泳姿，如蛙泳、蝶泳、自由泳，脸是朝下的，脊柱过于伸直（脊柱侧弯一般都有胸椎过伸表现，外观为平背），颈部和腰部处于紧张状态。而仰泳就没有这个烦恼，被认为是相对更安全的泳姿。

老罗的建议是，可以适当地游泳（4种泳姿皆可），每周1～2次，一次30分钟左右，作为一种偏休闲的运动并不会加重脊柱侧弯。但是如果往竞技方向发展，每天都下泳池，脊柱侧弯反而容易加重。

5. 有帮助的运动

游泳、健步走、慢跑和平衡牵拉操，都是有助于保护脊柱的。在进行体育锻炼时，应注意选择合适的运动方式，避免过度训练，同时注意使用正确的运动技巧，以减少脊柱损伤的风险。对于已经发生的脊柱损伤，及时的康复评定和治疗是关键。

老罗语录

　　运动可以增加脊柱两侧肌肉的力量和柔韧性，从而稳定脊柱，对辅助脊柱侧弯的治疗是有益的。世界上有很多脊柱侧弯的体育明星："闪电博尔特"是世界上跑得最快的人——9.58秒世界纪录保持者；"黑寡妇"詹尼特·李是美籍韩裔的九球天后，13岁做了脊柱侧弯手术；张雨霏是闪耀2021年东京奥运会的"蝶后"；麦迪（姚明在休斯敦火箭队的队友）多次荣获得分王和全明星首发……这些脊柱侧弯的体育明星能够在赛场上取得成功，为其他患者提供了勇气和希望。因此，即使面对脊柱侧弯这样的挑战，只要积极乐观地面对，也有取得卓越成就的可能，活出自己的精彩人生吧！

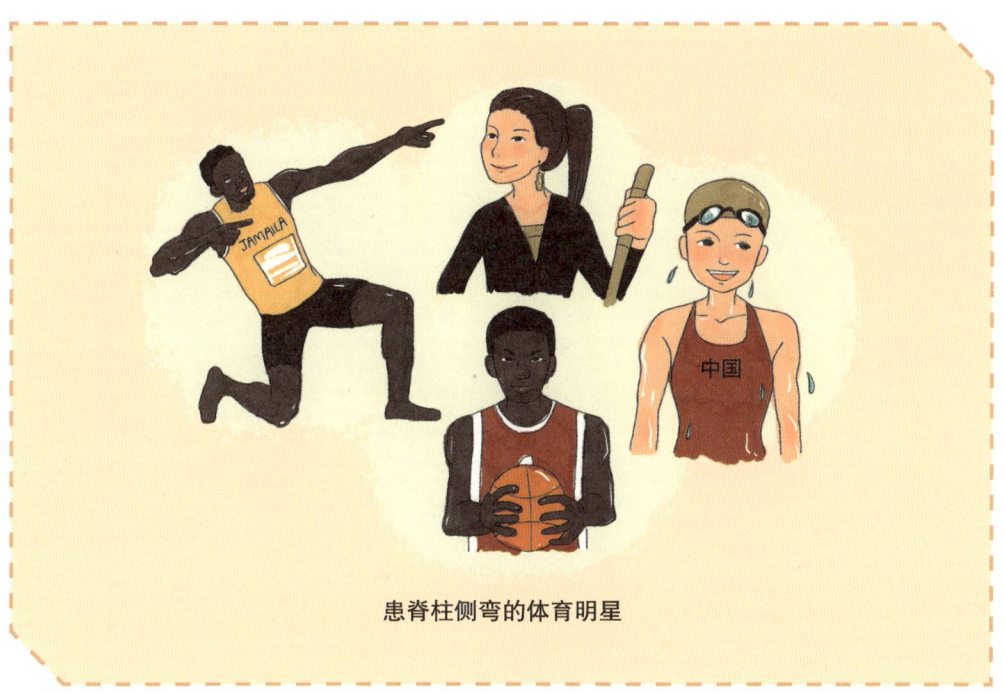

患脊柱侧弯的体育明星

第十二章

当脊柱侧弯的孩子
成年以后

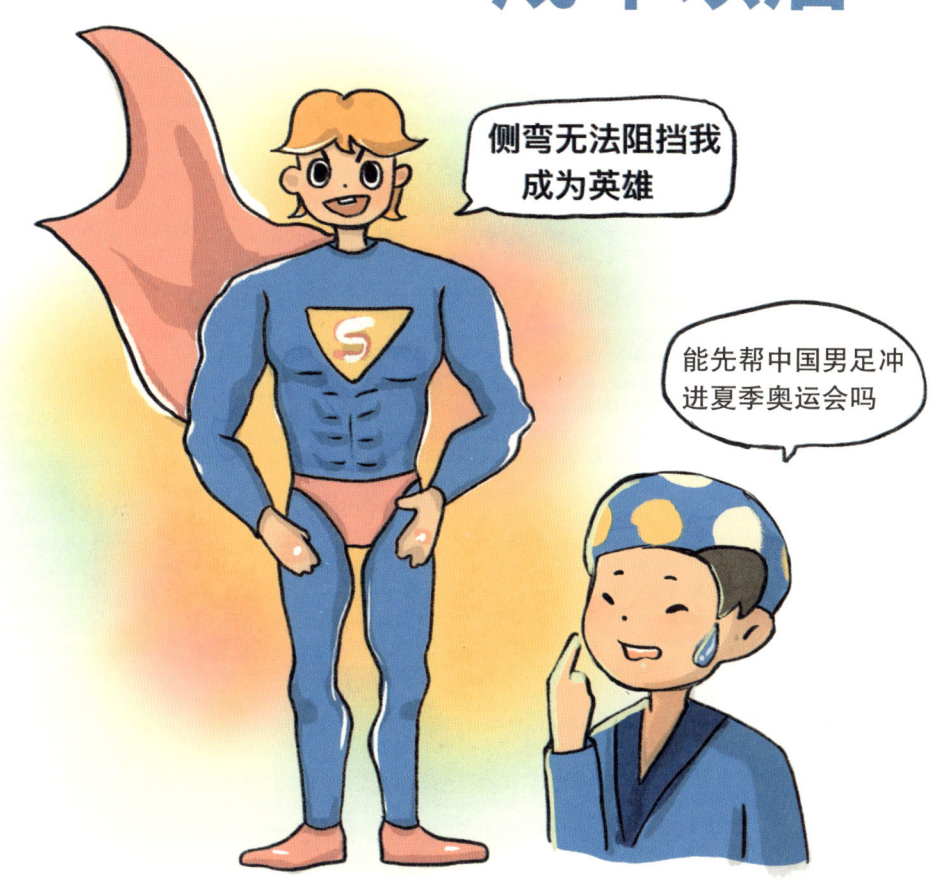

　　不同年龄下，脊柱侧弯不经治疗后的加重概率如图所示。可见10～18岁生长高峰是脊柱侧弯最容易加重的时段，男女孩在此处略有差别，一般男孩发育较女孩晚1～2年。成年以后，18～50岁之间是平台期，基本不变化（前提是侧弯弧度＜50°）。50岁以上进入老年期，再次开始加重。

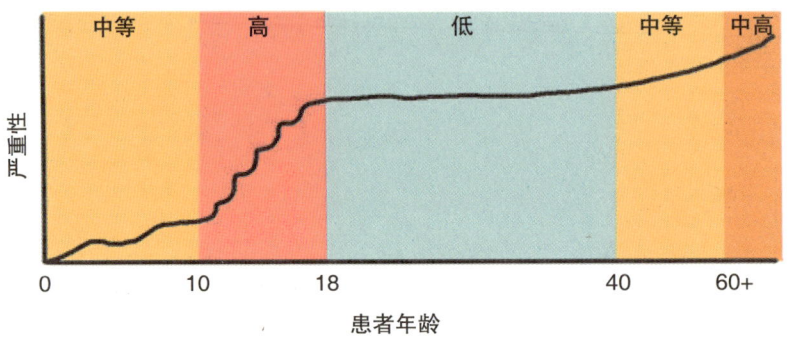

患者年龄

　　显而易见，不同年龄的侧弯有不同的加重概率。但是撇开年龄因素，脊柱侧弯的治疗目的却是统一的：① 减轻侧弯；② 防止侧弯加重；③ 改善功能和减轻疼痛；④ 稳定脊柱；⑤ 如果需要手术，那么争取最佳的手术疗效。

　　遗憾的是，对于个体来说，我们很难准确判断将来加重与否。但是，在角度相对较小的时候采取行动难道不是更理智的选择吗？

　　到目前为止，本书都在围绕着18岁以内的儿童以及青少年介绍脊柱侧弯，但孩子始终是要长大的，当他们成年以后又会怎么样呢？

一、成年阶段

　　进入成年以后，脊柱侧弯一般不再迅速加重，大部分成年人是因为疼痛而发现的侧弯，其实大部分人的侧弯依然起源于青少年，只不过当时未被发现，没有引起重视。儿童阶段，由于生长过程的牵拉，一般疼痛并不明显，即便出现也不太会持续很久。但是成年人身体不再生长，此时侧弯的脊柱持续受到重力的影响，疼痛成为主要的不适。过去对于成年侧弯出现的疼痛，仅仅通过药物镇痛，再不济就动手术。现代的康复理念认为应该更为积极地应对成年人侧弯，可以通过物理治疗、康复支具、整脊、牵拉等方式延缓侧弯加重，即便这个加重过程本身看上去是非常缓慢的，同时也能减少疼痛的概率和程度。

对于女孩子来说，成年以后另一个主要焦虑是怀孕生育。侧弯女性一般都能够正常完成生育，但也建议他们事前充分地了解可能带来的风险和挑战。怀孕期间，由于体重增加和体内激素的变化，可能会导致脊柱侧弯的加重并且出现疼痛，此时物理治疗和适当的锻炼可以帮助维持脊柱的稳定性以及缓解疼痛。分娩计划可根据侧弯的严重程度和个体情况，采取顺产或剖宫产，由于脊柱处于弯曲状态，可能传统的腰麻或者硬膜外麻醉就会出现困难，但是对于那些技术精湛和富有经验的麻醉师，在仔细评估和细致的操作后还是完全有可能实现的。心理上，怀孕和生育可能会带来情绪上的起伏，同时妈妈很可能担心侧弯会遗传给孩子，因此心理支持和准备也非常重要。

二、老年阶段

50岁以上的侧弯一般认为是退变性侧弯。退变性侧弯可能由多种因素引起，包括椎间盘和关节突关节的退变、椎旁肌肉和韧带的退变等。这种退变可能导致椎体的不对称性负荷，进而导致椎体倾斜、旋转或侧方移位，形成侧弯。女性尤其是绝经期后的女性更为常见，这个年龄同时还往往伴有骨质疏松。

腰背痛依然是最常见症状。除此之外下肢麻木、跛行也经常出现，这些与神经根受压或牵拉以及椎管狭窄有关。

治疗老年人侧弯，需要综合考虑患者的年龄、症状严重程度、侧弯进展的风险以及患者的整体健康状况来制定合适的治疗计划。轻者依旧可以药物或者物理治疗，但是可能疗效就没有青壮年那么好，重者或者保守无效的情况下，可能需要手术。

遗憾的是一旦出现真正的侧弯，或者称之为结构性侧弯，它将伴随我们一生，无法根治，但我们始终要铭记于心，在人生的各个阶段，都应该采取积极乐观的心态去面对，每天都可以做一些康复锻炼，同时注意合理的姿势，再添加一些力所能及运动，这对改善体态、减少疼痛、改善生活质量非常重要。

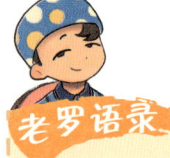

老罗语录

接受我们不能改变的，勇敢地去改变那些可以改变的！

第十三章

患儿故事
——"抗弯斗士"逆袭记

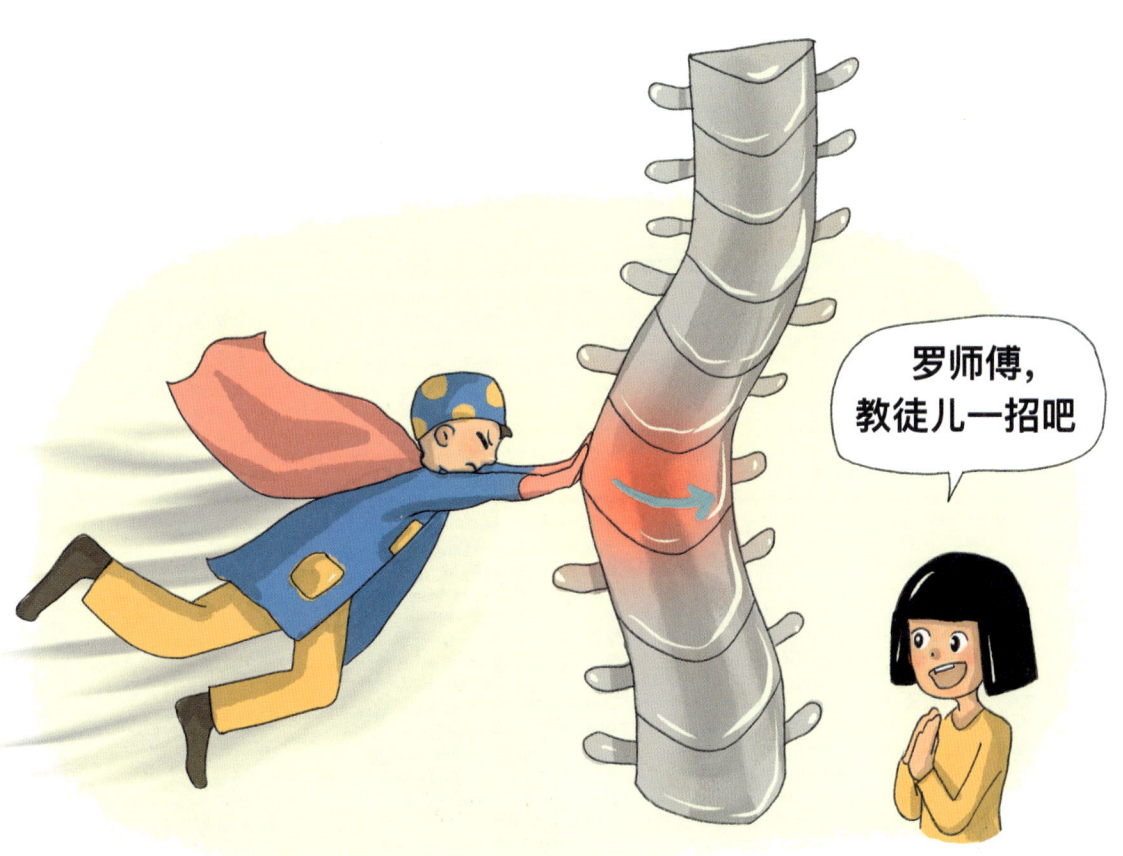

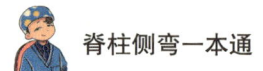

一、两位戴支具的孩子分享经历

1. 妞妞的分享

在某个暑假，我偶然发现自己有了"侧弯"。起初，我去看了医生，但当时医生说侧弯度数不大，自己多注意就行……就这样，我并没有太在意，直到疫情在家上网课时，我的坐姿发生了"180°大转弯"。有次弯腰发现背部有一边高起，妈妈十分着急。

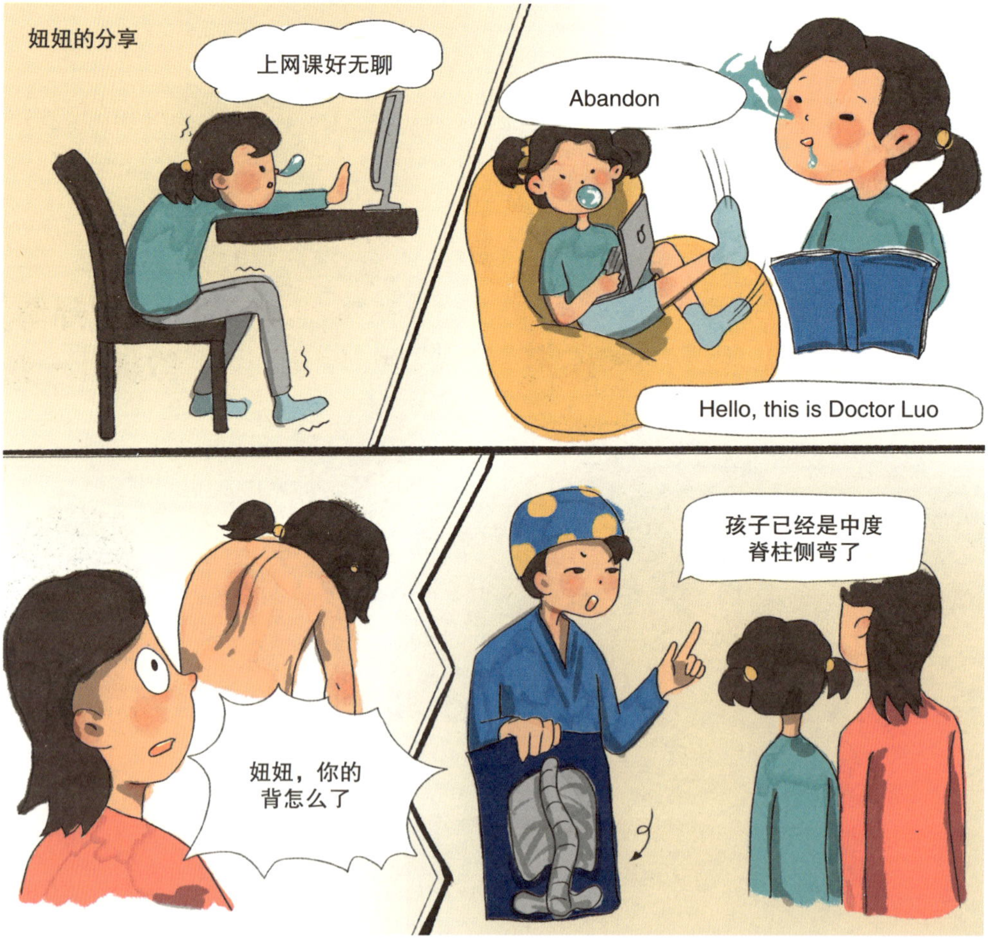

妞妞的分享

上网课好无聊

Abandon

Hello, this is Doctor Luo

妞妞，你的背怎么了

孩子已经是中度脊柱侧弯了

疫情结束之后，妈妈带我去医院让医生看了我的背部。当时医生让我赶紧拍片，确定是什么程度了——结果一看吓一跳，已经是中度侧弯。我当场有点傻了，心里不知该怎么办。妈妈也非常着急。医生不厌其烦地说，有2种方法：一种是定期复查，但有加重的可能。另一种就是戴支具，戴支具是为了防止加重侧弯，但小朋友需要适应一段时间，毕竟在没有骨龄闭合前每天要戴16小时。在戴支具的同时还要配合做施罗特操，因为长期佩戴支具背部肌肉会无力，是需要做操来激活的。这是一个漫长过程。

我曾回想起自己上网课时，经常把脚翘在凳子上，硬生生地把"侧弯"给坐了出来，现在很懊悔。

自那以后，我就开始了脊柱侧弯的康复训练，早期发现、早期矫正，才能获得良好的效果。不同的侧弯会采取不同的训练方法，训练是为恢复肌肉应有的功能，维持侧弯不恶化就是最好的结果，且需要长期规律性的训练，不能佩戴支具后让身体肌肉功能丢失，佩戴合适支具和正确训练才是最重要的。

在过去的一年中，我坚持锻炼施罗特操，通过锻炼，我感觉腰部的柔韧度有了明显提高。脊柱侧弯的度数没有加重。与医生保持沟通也是治疗的关键。治疗期间医生对我的观察十分细致，同时建议半年要复查一次。

由于受到重视等多方面原因，侧弯现在能越来越多地被尽早发现，希望大家不忽视，平时多观察坐姿站姿。

2. 小马的分享

我是一名女中的学生，起初发现侧弯也是有点蒙，形体课上施老师告诉我有可能脊柱有问题，那个周末就去了儿童医院找到罗义医生，拍了片立即确诊脊柱侧弯28°。但是经过医生耐心的解释和自己网上搜集资料学习，我现在觉得认识脊柱侧弯是很重要的，可能很多家长都忽略了脊柱侧弯这一现象的发生。我自己平时还是个非常开朗阳光的人，觉得戴支具跟戴眼镜差不多的，是一件再平常不过的事。

每天日常就是戴着支具睡觉，16小时左右，好的影响就是脊柱不会再恶化下去，不会发展到脊柱很歪、必须做手术的程度。其实我觉得在我们学校侧弯还是非常常见的，只不过别人没我那么严重。我们学校是一所非常开明的学校，不会出现歧视这种事情，这也让我更加容易坦然地面对侧弯。我给小伙伴们的建议是：平时写字还是要端正，不要歪着坐，平时形体课的练习也很重要，万一真的发现问题，要及时就医。

大家可以在罗义医生的视频网站上看到我完整的分享。下面是我喜欢支具和施罗特操的8个理由，分享给每个也在与侧弯战斗的战士！

（1）我得到了保护我的盔甲

自从有了这幅盔甲，再也没人敢欺负我了。要知道打到我身上的结果是：我没事，而你会受伤。

（2）可以分享侧弯的知识和治疗经验给同学

因为我很勇敢地把支具穿去学校，几乎很难逃过路人的眼光。很多人是知道侧弯这个毛病的，但也有不知道的，我会很自信地告诉他们什么是脊柱侧弯，我现在正在用支具和施罗特操的方法进行治疗。在这方面我也算是老师了。

（3）我可以随意装饰我的支具

现在的支具据说比过去做的好多了，不仅仅更轻便，而且还可以个性化设计，我可以轻易地装饰它，只需要买点合适的贴纸就可以变成一副新的支具。

（4）不需要做仰卧起坐啦

因为后背突出，仰卧起坐对我很不友好，我会背痛。现在终于不需要做仰卧起坐啦。

（5）可以"逃离"手术

听说侧弯手术非常吓人，我死活都不愿意手术，还好有支具可以基本确保度数不会加重，坚持到成年就能"逃离"手术啦。

（6）写作业时候毫不费力地坐直

医生嘱咐我坐着写作业也可以戴支具，一边还能矫正侧弯，我发现这样真的很省力，以前七歪八扭的姿势都不见了。

（7）让我变得更强

我要做打不死的小强，一定要击败侧弯！医生告诉我侧弯更需要运动，我平时坚持做施罗特操，体育课也很努力，现在我的运动能力一点都不比别人差，很多人都觉得惊讶，但是这对我来说是理所应当的。

（8）让我遇到你们

> 感恩遇到你们
>
> 我的主诊罗义医生
>
> 我的支具师徐辉老师
>
> 我的形体老师施丽娜老师，长宁区工匠
>
> 我的父母，始终与我并肩战斗

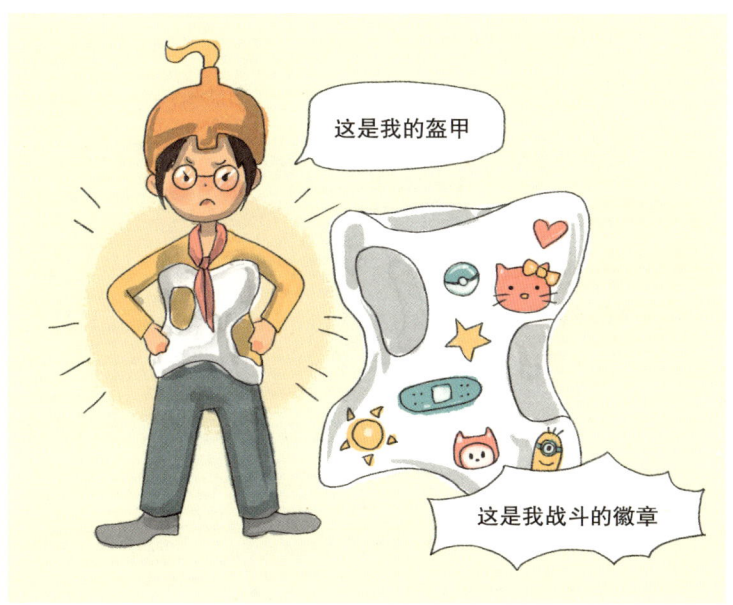

老罗语录

　　保持乐观！脊柱侧弯完全是一种可以治疗的疾病，可以有很多有效的应对方法。不要去网络上搜集负面情绪。侧弯孩子的生活依旧是自己做主！可能需要几年的等待，只要积极坚持不懈的努力，一旦生长发育结束，脊柱的形态就基本稳定了，到时候你将成为健康、美丽、快乐的孩子，只不过曾经恰好得过侧弯。

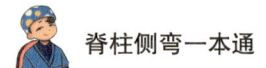

二、两位接受手术的孩子分享经历

1. 小钱的分享：一场生命的重塑之旅

病情提要：小钱是老罗第一位的手术患儿，目前已经术后8年了，大学毕业后已经踏上了工作的岗位。小钱的恢复非常理想，生活一切安好，老罗有幸邀请到她为我们分享这段手术历程，大家可以在短视频网站上看到她的分享。

我想在这里分享我的故事，希望有同样经历的你能以乐观的心态对之。

初二的暑假，我正在弯腰整理书本，坐在后面的爷爷发现我的背部不太对称（有一边突出）。第二天，我在医院被确诊为脊柱侧弯且已经发展到58°，医生告知需要进行手术。父母的焦急、医生的诊断，如同一记重锤，那一刻我的世界仿佛塌了——我跑到医院的走廊，站在窗边忍不住痛哭……

我的内心充满了矛盾与挣扎：手术意味着未知的风险、漫长的恢复期，还有长长的瘢痕，但是不做手术之后的侧弯只会加重，更可能压迫神经。我渴望像正常人一样生活。

是父母的鼓励与支持让我勇敢面对这次挑战，接受了这场人生的考验。

手术结束后，我意识不清，只觉得很难受想喝水。麻药劲可能还没过，侧着身、手被绑、手上扎着针，每挣扎一下都好痛。过了一会儿有护士来了，得知我这是在ICU，要等一天才能转到普通病房（其实术前医生告知了要在ICU观察一天）。不知道是因为痛，还是因为害怕，我的眼泪刷地就流下来了。

床位正好对着时间屏，当时的我睡了醒、醒了睡，每醒一次我都看时间过去了多久。

终于到了第二天！护士姐姐给我喂了馄饨，说"再坚持一下，马上可以到普通病房了"。当我被推出ICU的时候，看见爸爸、妈妈都在，我的心里安稳了好多，我知道我成功跨过了这道坎。

手术的成功只是开始。到普通病房的第二天，罗医生说要站起来走走才能康复得快。因为需要别人很大力气的辅助，所以连换了两个护士一边扶我起来一边教我家长如何正确扶我，每一个步骤都是小心翼翼且需要很多时间。后来的每天都需要输液、抽血、换药、检查伤口，每天起身在病房和走廊里练习走路。

术后，我一直都侧躺并使用镇痛泵，但仍是痛苦难挨。一到晚上，痛感更是加重，经常哭着喊着要叫医生，几乎每晚如此。从确诊到手术完成，再到出院，总共半个多月时间。

出院后，我慢慢可以自己起身和躺下了，身体状况一天比一天好。术后1个月开始体态训练。我们买了哑铃，进行力量训练，每当发现自己细微的进步，这份成就感便化作了坚持和不断前进的动力。

在之后的生活中，脊柱侧弯本身并没有带给我明显的困难或阻碍。但心理的重建比身体上的恢复更为艰难。

在家人的陪伴，朋友的鼓励下让我学会了自我接纳和自信重建。虽然脊柱侧弯留下了痕迹，但它也赋予了我坚韧和勇气。现在的我不会特意掩盖瘢痕，不会因为做了脊柱侧弯手术这件事而成为我放弃某件事情的理由。我深知，这段经历是我人生旅途中不可或缺的一部分，它教会了珍惜当下感恩生活。在未来的日子里，我将带着这份勇气与坚韧，书写属于自己的精彩篇章。

如今我已走出脊柱侧弯的阴影，重新找回了自信。希望通过我的分享可以给有同样经历和正在与脊柱侧弯做斗争的朋友们带来力量！

2. 小钟的分享：浅谈我的手术经历

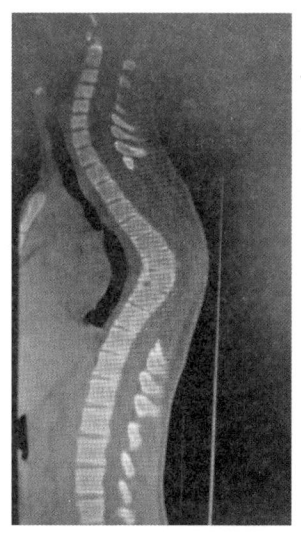 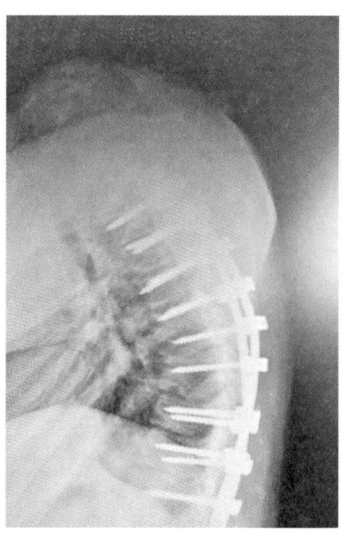

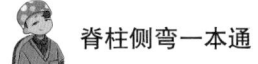

病情提要：7年前，小钟走路老是莫名其妙摔跤，被父母带到医院检查，因为老是查不出病因，甚至有过一天看五个不同医院特需门诊的经历。最终，被诊断出患有脊髓肿瘤，在当地一家医院做了脊柱肿瘤切除术。随着孩子年龄增长，逐渐出现脊柱后凸，犹如一座小山包拱起，且还有一定的侧弯，站立位双肩也不等高。终于在10岁那年找到了儿童医院老罗，得知这种情况需要手术，但是考虑到影响身高，建议等到13岁以后再做。之后小钟每天都要佩戴外固定支具长达22小时，严重影响生活和学习。

13岁那年，小钟在儿童医院接受了脊柱后路融合术+后凸畸形矫治术。手术部位上至第4胸椎，下至第2腰椎，长约30厘米。在将后凸的脊椎拉直后，置入20颗螺钉固定脊柱，经过长达6小时的手术后，顺利转入外科重症监护室。术后第2天转普通病房，并练习坐姿，第3天练习站姿并短距离行走，术后1周已经能恢复常人行走状态，顺利出院。

期末考试考完的那天下午，我被提早接出了学校。

车上了高速，母亲开口："儿子，我们要去上海了。"

"去干啥？"我诧异。

"动手术。"

"给谁？"

"你呀！"

尽管心里早已有不祥的预感，不过这意外还是来得太突然了。不知怎的，我愣了愣，感到有些不知所措，但终于定了神，用颤抖的语气答应了。对于已经动过四次大手术的我来说，多这一次又如何呢？母亲接着说："动了这次手术之后，你的脊柱里会打上钢钉，以后你也就不用再戴支架了。"这或许对我来说是一种解脱吧，但不管怎样，我心里已经接受了动手术这个无法改变的事实。没事，又不是立刻就动，至少也要过两天呢，先享受好这几天再说吧！每当我感到紧张时，我总是这么想。

当天夜里，我住进了上海的一家高档酒店，逛了商场、吃了夜宵，也就减淡了对这件事的念想。翌日，我住进了医院。接下来的一周里，我每天都在做各种检查，由于几乎没带作业，所以白天闲得慌，不是玩平板就是睡觉，父亲也破格允许我玩游戏，偶尔玩厌了就做做题目。这种生活，对平常寄宿在学校的我来说确是一种奢望，我每日沉浸在享受生活中，手术之事早已抛之脑后。手术之日慢慢接近，我也丝毫不带慌的，没事，反正又不是今天！甚至手术那天早上，游戏出了新活动，我一只手挂着吊针，还忙着做任务呢！回想到这里，我想起电影《绿皮书》里的一句话："我父亲曾经说过，无论你做什么，百分之百地做，工作就工作，笑就笑，吃饭的时候要像最后一顿。"生活不就是这样吗？我后来也用这种方法解决了很多情绪问题。

当然，说实话，被推进手术室的时候，我心中还是不免有些害怕的。在医生来之前，推我进手术室的大爷和我闲聊了几句，心情也有些舒缓下来。麻醉师来了，给我注射了麻醉针，我不知不觉睡去了……

像是做了一场长梦，不知过了多久，我醒来了，发现自己仰面躺在重症监护室的病床上，周围是一大堆仪器。由于我动过手术的背部朝下被压迫着，疼痛一阵一阵向我袭来。我询问身旁的护士："我能不能翻个身？"可她说这样是为了止血，我只得忍着。同时，我提出要喝水也被拒了。可能是睡着了，抑或是疼得晕过去了罢，我再次醒来，发现又过了几小时。我十分欣喜，得到了水喝，同时也丝毫没有困意，感觉精神抖擞。我就在床上幻想各种事物，也想了游戏和家里的人。护士见我无聊，就用她的手机给我放歌曲，这样一来，我的心情愉悦了许多。我心里想：在这里待一两天就能转去外面病房见到父母了，反正我的身体在恢复，明天一定比今天更好，有什么可担心的呢？这个暑假我就能脱去支架，还能恢复成能像正常人一样自由行走，让所有人看见我崭新的面貌，现在熬一熬又算什么呢？

在ICU睡了两天后，我被转到了普通病房，并由母亲在旁边照看。当然，我也能享受到娱乐服务，不过最初的时候我连拿起平板的力气都没有，自然没有想玩的欲望，只能多睡觉以促进恢复。与此同时，我也时常练习从床上坐起身，从一开始通过床只能抬起来很小的角度到后来仅靠少量人工干预就可下床站立或坐，其间的每一天我都能看见自己的进步，也意味着我比昨天恢复的状态更好了。平常感到痛怎么办？简单！开一局游戏，你的注意力就会马上被转移，也就感觉没那么疼了。我的床位靠窗，在之后的十来天里，我见证了上海的每个日出日落。

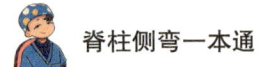
终于，出院的日子到来。上午被转移出来，中午到了高速上，下午就抵达家里，晚上与许多家人一起享用盛餐，心情自然大好。而我也期待着，在家再休养二三十天，我就能正常行走去上学了！

开学后，班主任安排了两名同学在我上下楼的时候扶我，也让我不用上体育课，同学们也十分惊异，因为我终于摘下了支架。几个月后，情况就完全不同了，我能够上体育课并参加一些轻度运动。而现在，我也能够做普通人能做的大部分运动，诸如跑、跳和游泳等。也就是说，现在我的生活与正常人无异！

巴尔扎克说过："不幸，是天才的进升阶梯，信徒的洗礼之水，弱者的无底深渊。"风雨过后，眼前会是鸥翔鱼游的天水一色；走出荆棘，前面就是铺满鲜花的康庄大道；登上山顶，脚下便是积翠如云的空蒙山色。人生要尽全力渡过每个难关，不管遇到什么挫折都不轻言放弃，永远相信美好的事情即将发生！

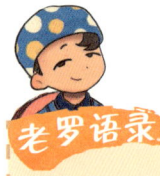

老罗语录

如何更好更快地度过手术住院这段时间，建议做好这几点。

首先，最重要的是保持乐观积极的心态，这世界还有很多美好的事物等待着你。尽管刚刚经历手术，身体虚弱，食欲不佳，伤口疼痛，绝对不能因为这些而躺在病床上不敢动弹，越是不敢动，身体恢复得越慢！所有的医生、护士、康复师以及你的父母都会鼓励你尽早坐起来，甚至离开病床，起初可能不会立刻得心应手，这会让你有小小的挫败感，但你只要坚持，保持耐心地投入训练，你会发现每天都有新的进步，这个过程远比你想象的要快。

其次，要确保充足的休息，这对伤口愈合、体能恢复是重要的。但是在住院病房的陌生环境下，也并不那么容易做到。术后第二天，体内的麻醉药物浓度逐渐开始衰减，此时的疼痛感可能达到高峰，合理的药物使用可以帮助缓解疼痛，促进更好的休息。

脊柱侧弯患儿由于胸廓受压，容易影响肺功能，术后进行一定的呼吸锻炼是有益的，也能预防肺部并发症，可以通过主动咳嗽、吹气球等方法。胃肠道功能的恢复，建议从容易消化的流食开始，以补充蛋白质、维生素。钙质为主，忌辛辣刺激。

相信每一个需要手术的孩子，都能顺利跨过这道坎！

三、老罗分享真实案例

[案例一]

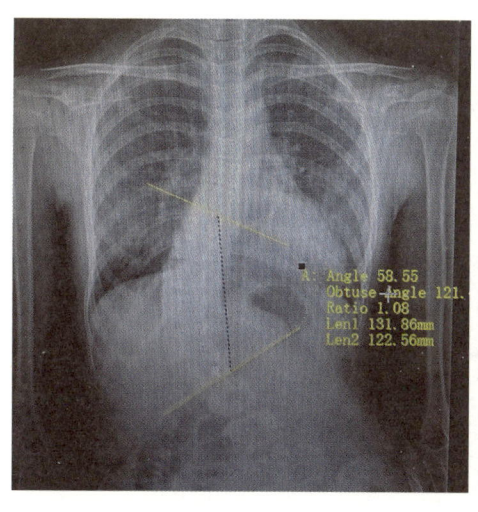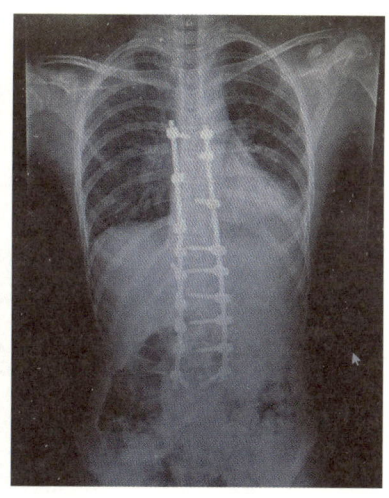

这是老罗以色列回国后的第一年，2016年6月，小钱父母带她来就诊，由于有明显的高低肩，Adams试验阳性，拍片显示59°的严重侧弯，完全符合手术标准。沟通后，小钱父母没有丝毫犹豫当天入院。几天后我们给小钱做了手术，也是老罗回国后做的第一个脊柱侧弯手术，这年小钱14岁，手术也非常顺利，打了2根金属棒+18枚螺钉，术后拍片效果很好。术后第二天小钱就下地走路了，1周后出院。出院后1个月后逐渐开展锻炼，到3个月时，体前屈已经能够达到正常人的水平。今年小钱已经21岁，大学毕业了。

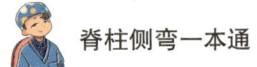

[案例二]

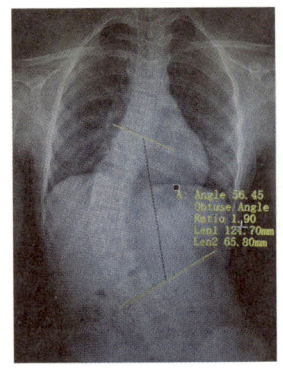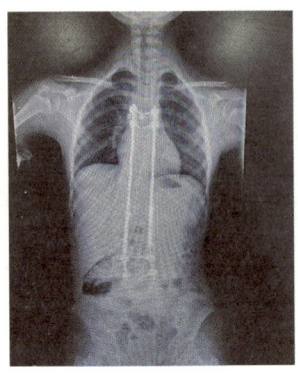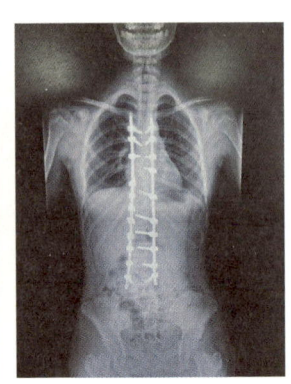

小柏当时10岁，就诊时拍片情况和小钱类似，接近60°的严重侧弯。但是小柏此时还没有进入青春期，个头看起来非常矮小，Risser 0级，倘若此时做融合手术，会牺牲很大一部分身高。因此，我们采取了分步手术的方法。先用生长棒固定脊柱，然后每半年延长生长棒，到12岁时小柏的身高基本定型，同时骨骼柔韧度较好，适合最终手术融合脊柱。

[案例三]

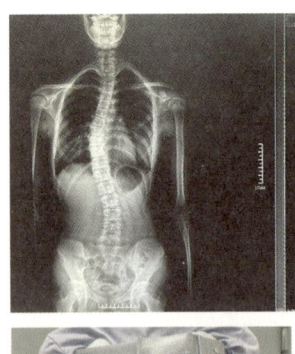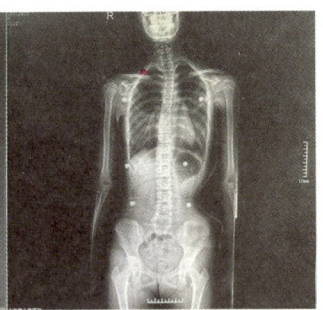

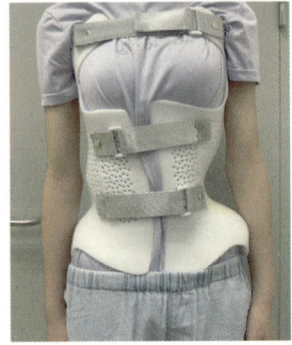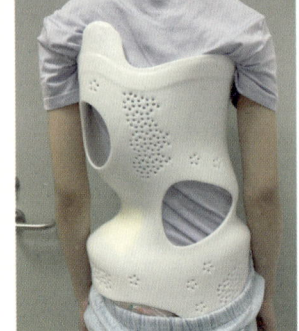

小张11岁，拍片侧弯25°，Risser 2级，意味着仍有较大生长空间，加重概率大。及时采用支具+施罗特操的方法治疗。支具内矫正至10°以内，矫正比例超过50%。注意，戴支具会造成左侧肩膀略高，这是正常现象，将来脱掉支具后，肩膀会恢复水平。支具并非全包围贴身设计，而是采用GBW理念，左侧胸部预留旋转呼吸所需的释放空间，相当于佩戴支具即在做施罗特操训练。

[案例四]

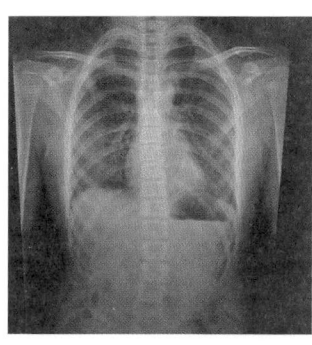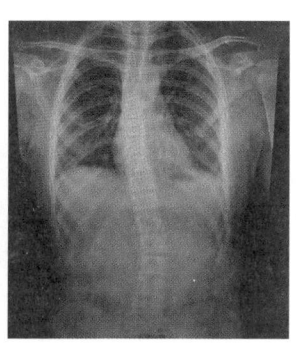

这是一个令人遗憾的病例。菲菲2年前曾经就诊，拍片仅仅显示为轻微的脊柱不对称（Cobb<10°）。当时菲菲9岁，老罗嘱咐其一定要半年复查。但是2年来也没见到她来复查，今年再来时，拍片已经是25°侧弯，Risser 0级。显然，目前是需要治疗的。可以使用支具，也有很大的把握可以控制侧弯的角度，但是这加重的20°是再也回不来了。

切记不可有侥幸心理，青少年侧弯极其容易加重，尤其是Risser 2级以下时。

[案例五]

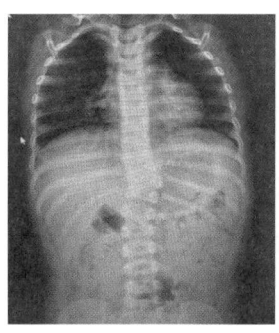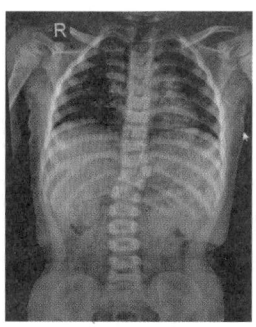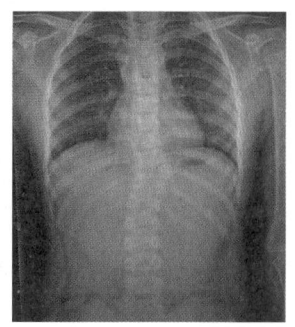

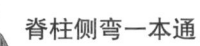

　　小奕第一次在老罗处就诊已经是6年以前，当时是2岁，拍片左侧胸11/12半椎体伴右侧肋骨分叉畸形。乍一看，这个形态的半椎体畸形加重概率相当大，但是2岁的年龄并不太适合立即进行手术。跟家属沟通后，我们采取了序列3D支具的方法。可喜的是，小奕的侧弯和平衡控制得非常好，基本没有加重，现在小奕已经8岁，相信他们家会继续努力下去。尽管目前还没完全成年，但是老罗认为小奕有很大的概率能够维持至成年不加重，从而避免手术，即使将来真的加重，那么也可以在一个安全的年龄进行手术，降低手术风险。

　　[案例六]

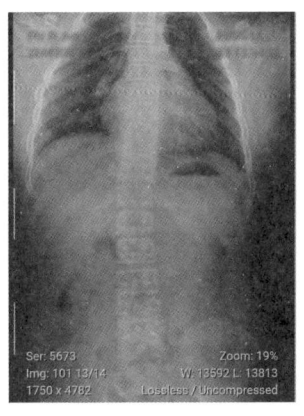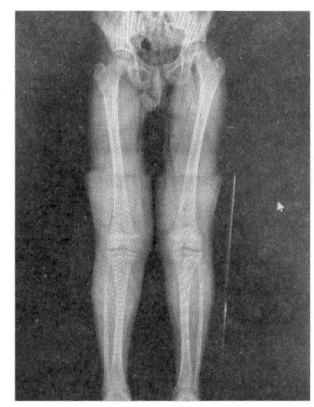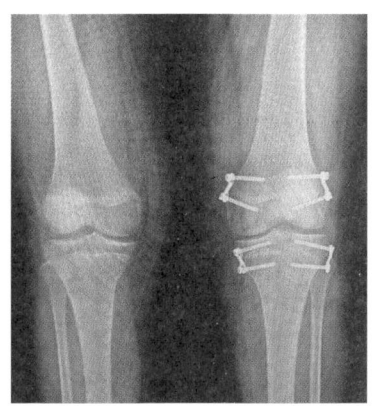

　　小君来自浙江，在当地拍片侧弯，妈妈急着几天没睡好觉，赶到上海找老罗。出于职业的敏感，轻微侧弯伴骨盆高低，这必须排除下肢不等长（长短脚）。体检发现左腿确实看上去长了2 cm，最终拍片证实，小君左下肢比右下肢长了2 cm。因此，此时绝对不能单纯治疗脊柱侧弯，还要治疗长短腿。小君12岁，Risser 0级，仍有较大生长潜力，我们给他做了左侧下肢的半骺阻滞术，这是种微创手术，长短腿的差距将慢慢地随着生长而减轻。

[案例七]

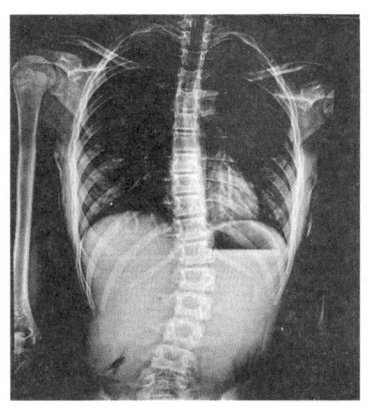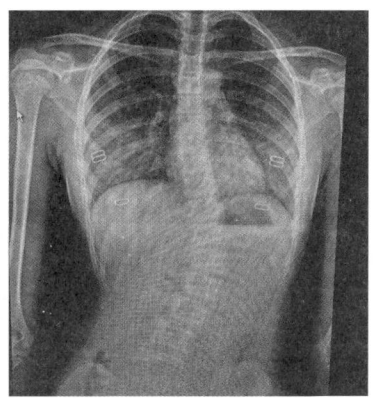

小懿今年11岁，今年过年的时候因为高低肩来儿童医院诊断脊柱侧弯，20°左右，也配了支具，但是支具戴着总觉得不怎么舒服，后来时戴时不戴，暑假里复查直接增加到超过30°，吓得立即调整了支具，好好去戴了。注意此时Risser 2级，意味着小懿身高增长依旧迅速，如果不戴支具，侧弯弧度按照趋势很快就会达到45°，也就是手术标准。所以，20°以上的侧弯，尤其是对于青春期的女孩，侧弯可以在很短的时间内迅速恶化，绝不可有任何侥幸心理，规律地戴支具非常必要！

[案例八]

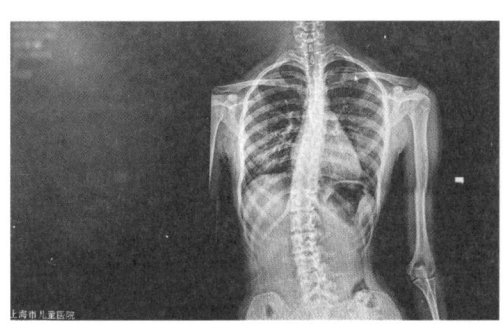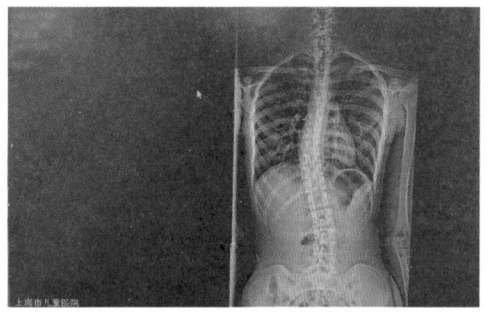

安琪和安娜是同卵双生的孪生姐妹，今年12岁，年初家长发现了安琪的体态问题，带她来儿童医院检查并确诊侧弯。相比安琪，当时安娜的体态看

上去没有大问题，然而过了几个月，安娜也逐渐出现跟安琪相似的情况。后来，安娜陪安琪一同来医院，双双确诊为侧弯，而且X线片显示，姐妹俩脊柱侧弯的样子也很相似。对于双胞胎（特别是同卵双胎），当其中一人确诊侧弯，则另一人也是侧弯的概率达到50%，远远高于普通人群。当然，也有同卵双胎侧弯情况不一致的情况，但是绝对不应该把这个交给运气，及时就诊才能明确诊断。

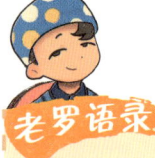

老罗语录

　　本节精选了8例经典案例，目的是让家长和孩子们了解尽早诊断、及时治疗，并且不要畏惧长期治疗的重要性。我十分渴望与家长们一起帮助脊柱侧弯的孩子们，重新获得身体和心理上的最佳状态！

第十四章

展望未来

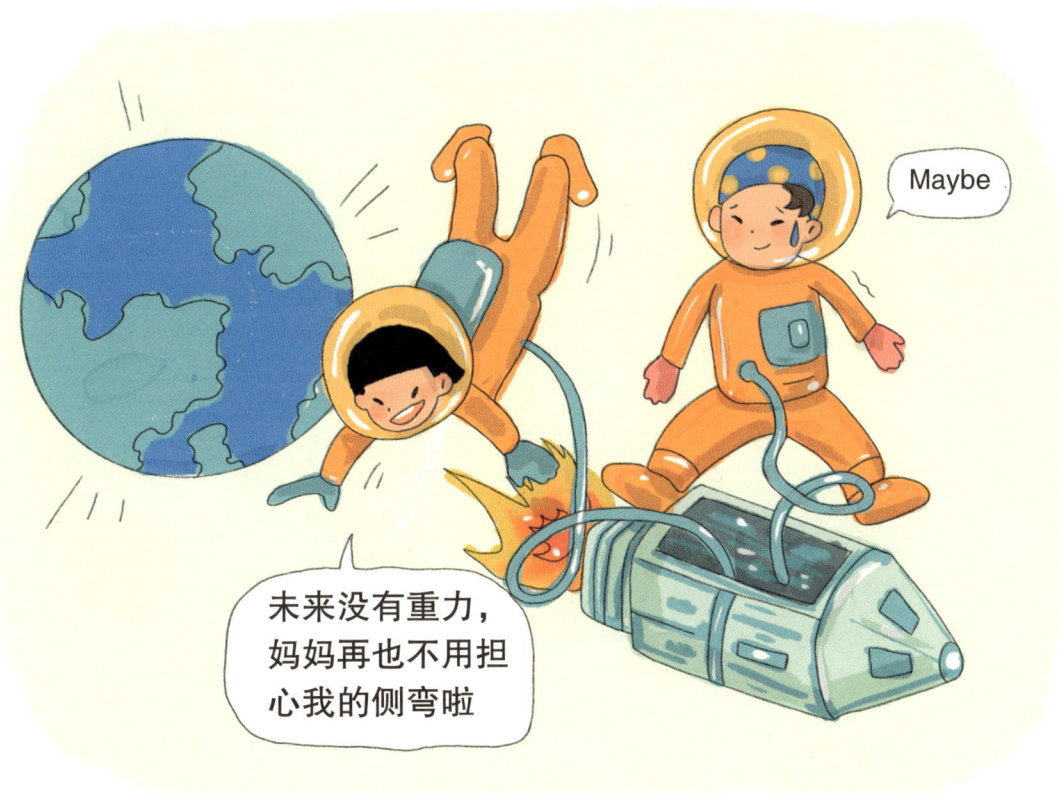

人类对于疾病的探索永远不会停下脚步。近些年，人类对于脊柱侧弯的认知、诊断、治疗和康复都取得了令人欣喜的进步。当然，我们对脊柱侧弯的掌握程度距完美还相去甚远，期待专注于脊柱侧弯的后起之秀们能带来更多惊喜。对此，老罗已经有点迫不及待了。但愿此书快点迎来再版机会，我也必将更新这个令人兴奋的章节。

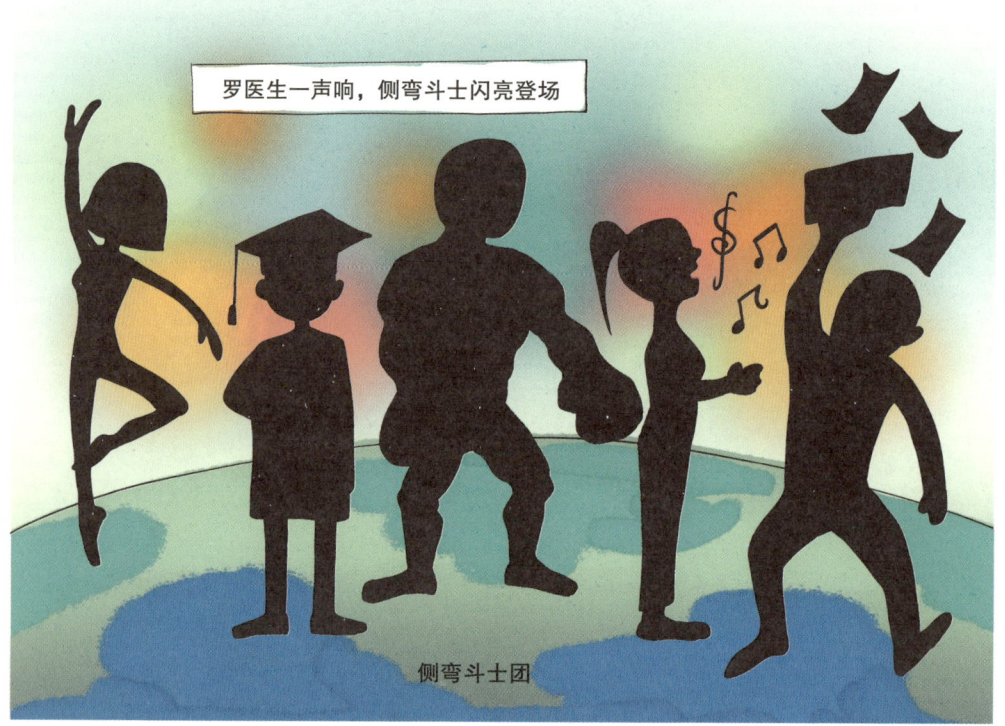

一、人工智能

人工智能（Artificial Intelligence, AI），现在更多人熟悉了AI，它已经渗透至脊柱侧弯诊治的各个角落，包括早期筛查、诊断、治疗决策制定以及预测预后等等。

对于早期筛查，AI可以捕捉人体背部影像，进而识别各种类型的侧弯。

侧弯指标的自动测量，目前也可以通过AI实现，其中最常见的就是Cobb角的自动测量，已经有非常多的App可以实现这个功能，用户只需要把X线片导入即可得到结果。

AI还可以帮助制定治疗计划，首先根据不同的分型标准，AI可以比人工更快更准确地进行分型，并且分析预后情况，当赋予AI最新的医疗知识和患者需求，可以给出最合理的治疗推荐。

当然AI的准确程度依赖于大数据的支持，目前仍有很大的进步和优化空间，但是可以预见的是，在不久的将来会涌现出异常多的AI驱动的新模型、新方法，有望惠及脊柱侧弯诊治的方方面面。

二、现代3D支具

曾经对于选择石膏还是支具治疗脊柱侧弯还存在一定的争议，但随着3D技术全面融入支具技术，包括人体形态3D扫描、CAD/CAM软件应用、预测性分析以及3D打印，3D支具已经基本取代石膏，能提供更佳的穿戴体验，更好的纠正效果，更稳定的平衡感，以及个性化的设计。同时，3D支具还可以融入施罗特操的理念，成为旋转呼吸疗法的延伸。3D支具治疗中度及以下脊柱侧弯的成功率较以往大大提升了，是保守治疗的基石。

三、手术技术

过去的几十年，外科手段治疗侧弯展现出长足的发展，并一直延续至今。近几年脊柱侧弯的手术技术的发展主要聚焦在微创和非融合。最近出现了两种非融合技术VBT和Apifix。VBT（Vertebral Body Tethering，椎体栓系术），是通过前路手术，限制凸侧椎体发育，从而达到矫形的目的。Apifix则通过后路，类似于内支架的方法矫正侧弯，上端2枚螺钉，下端1枚螺钉。

导航及机器人

这是两种有紧密联系的技术手段，也逐渐应用在了脊柱侧弯手术上。导航是

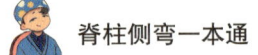

通过计算机模型计算，准确定位内固定的方向和深度，这使得医生不再需要依靠经验来寻找椎弓根，当然缺点是费用贵，手术时间长，以及CT辐射量。

机器人手术是让机器人给人手术吗？并不是，实际上是让机器人作为手术医生手的延伸，优势是微创，但也有导航的类似缺点，对于青少年脊柱侧弯的远期疗效也不明确，一旦这些问题得到解决，想必将来机器人脊柱侧弯手术会变得很普遍。

四、网络和新媒体

"罗医生，我们是通过Chatgpt查到你的，真是找对了！"最近，有患者跟我分享了上述寻医经历。人们获取知识和信息的途径发生了天翻地覆的变化，过去主要是通过书本、报刊，如今更多的是网络和新媒体。

新媒体相对于旧媒体的优势包括其便捷性、立体性、多样性，人们能够在碎片化的时间里快速了解相关的主题，视频的形式一般更吸引人，更容易被人理解。同时评论区的功能，又能满足作者和观者之间的互动，便于更深入的理解。但是，这些视频的质量可能是良莠不齐的，用户有时候需要自行甄别，同时又有一定成瘾性，不加控制容易占用大量时间。

对于想了解脊柱侧弯的家属和孩子来说，新媒体是不错的媒介，建议关注那些以分享知识为目的的创作者，远离"带货up主"。还需要带有批判的思维，切勿盲目接受，网络上有非常多的喜欢带节奏的、一知半解的、甚至是别有用心的言论。

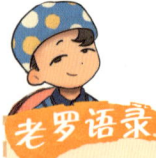
老罗语录

我最近在抖音平台上开通了AI分身，很多常见的普遍性的问题可以先期通过AI分身问诊，可以得到基本准确的答案。但是，对于个体化的问题、比较复杂、涉及重大治疗决策的病例，还是建议咨询老罗本人，以免AI学习不足产生的误差。

　　对于那些真正对脊柱侧弯感兴趣的硬核读者，完全可以重新回到书本甚至查询专业论文，从而更加深入的学习，得到更新的研究资讯。当然，您也可以阅读本书，相信可以找到95%以上的相关知识。

第十五章

谣言粉碎机

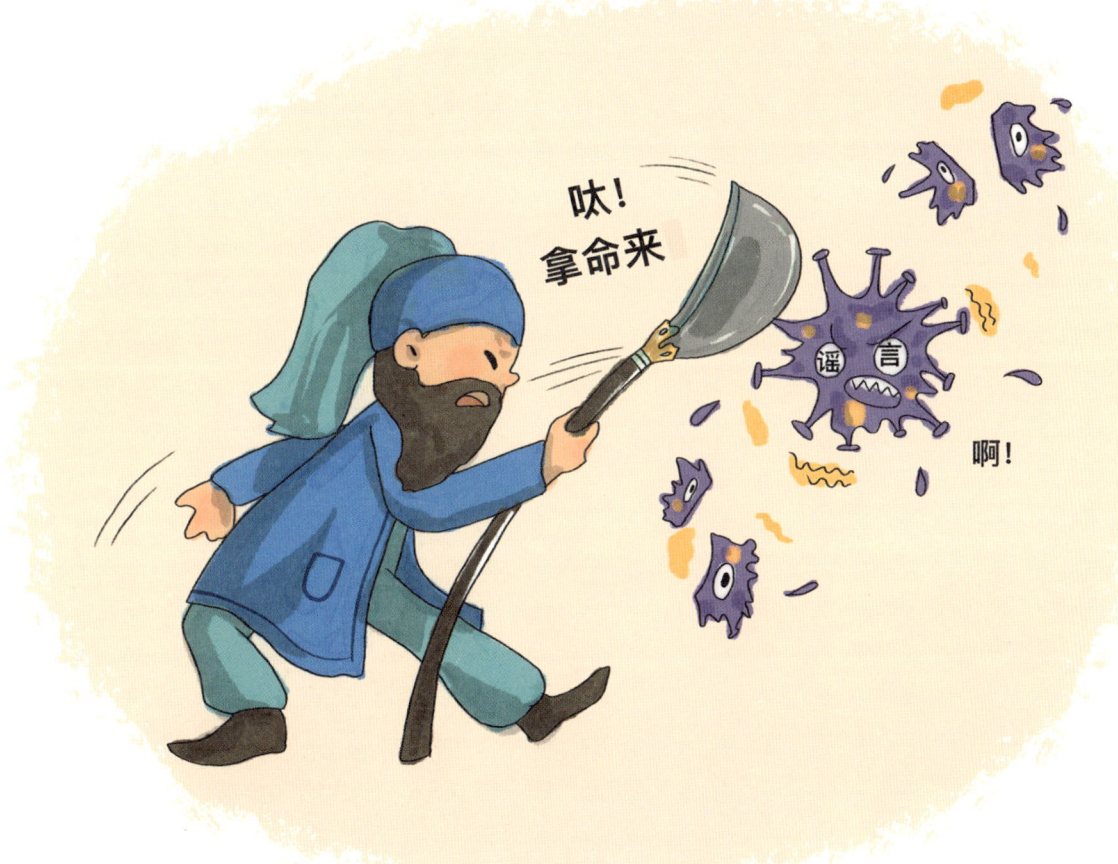

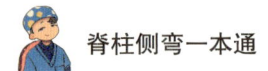

脊柱侧弯近些年成为了网络尤其是短视频的热点之一，但关于它的一些谣言和误解可能会误导患者和公众。本章是一些关于脊柱侧弯的常见谣言及其澄清。

谣言1：脊柱侧弯只是坐姿、站姿还有睡姿不正确造成的

澄清：脊柱侧弯的原因很多，包括先天性、神经肌肉性、退化性以及特发性（原因不明）。坐姿、站姿或睡姿不正确的孩子非常多，远远大于脊柱侧弯本身的3%患病率，目前没有任何文献表明脊柱侧弯和坐姿、站姿或睡姿有关。当然，良好的坐姿、站姿或睡姿关乎孩子的体态，也是非常重要的，应当引起重视。

谣言2：脊柱侧弯只影响外观，不需要治疗

澄清：轻度至中度的脊柱侧弯可能不会影响内脏功能或其他身体机能，但严重的（80°以上）脊柱侧弯可能会导致心肺受压、影响走路等健康问题。如果是青少年还有生长发育的潜力，即使是轻度侧弯仍有加重的可能，每半年可以增加5°～10°，一直到骨骼发育结束，一般男孩子18岁，女孩子16岁。经过专业医生评估侧弯的严重程度和加重潜力后，才能知道到底侧弯需不需要治疗。

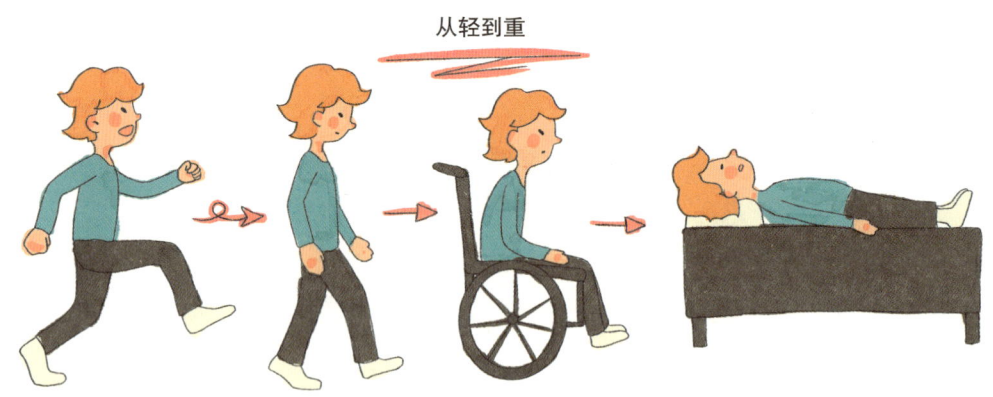

从轻到重

谣言3：脊柱侧弯可以通过瑜伽、普拉提、按摩等保守治疗方法矫正

澄清：以上这些方法并没有科学依据证明其有效性。脊柱侧弯是非对称的畸形，这些方法都是对称性的。因此，从理论上不具备治疗脊柱侧弯的可能性。

目前，对于脊柱侧弯的治疗包括穿戴支具、物理治疗（施罗特操等）和手术矫正等。

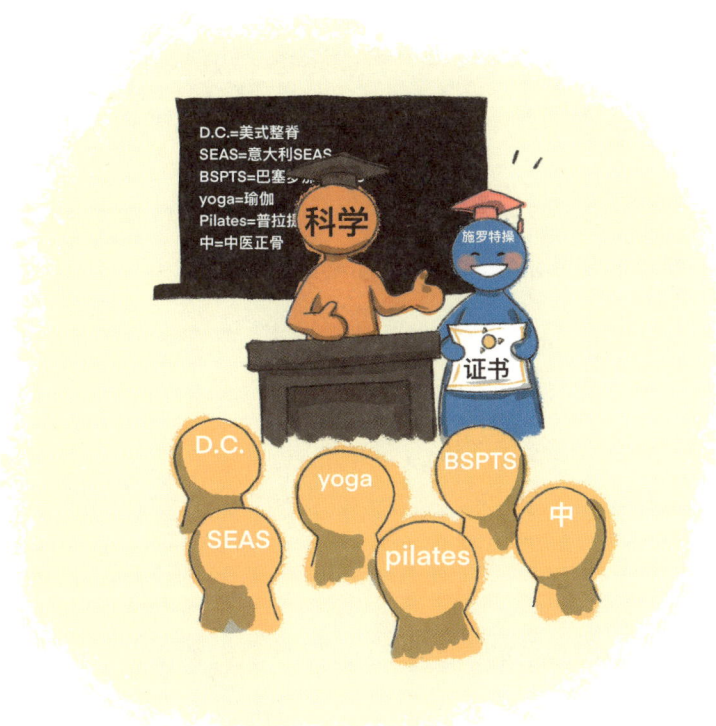

谣言4：脊柱侧弯都是遗传的

澄清：虽然有些脊柱侧弯患者有家族史，但大多数脊柱侧弯并不会遗传给下一代。老罗多年门诊经验发现，大约1/3的侧弯患者有家族史，以女性家族成员为多，甚至有一家三代侧弯的情况。现在并没有发现某一个明确的脊柱侧弯的致病基因，可能脊柱侧弯是一种多基因疾病。

谣言5：脊柱侧弯很少见，以前都没见过

澄清：脊柱侧弯的发病率并不低，大约3%，即每100人中约有3人患病，以一个50人的班级为例，大概率会出现至少1个脊柱侧弯病例。在儿童骨科，相比而言，脊柱侧弯的发病率远远高于别的疾病，例如，马蹄足发病率0.1%，髋关节脱位发病率0.3%。

谣言6：脊柱侧弯只会发生在青少年身上

澄清：脊柱侧弯可以发生在任何年龄，但在青少年时期更常见，占所有侧弯80%～90%，尤其是在快速生长发育期。10岁以前的侧弯我们称之为早发型侧弯，甚至有些先天性侧弯在孕期就可以做胎儿超声确诊。18岁以后的侧弯为成年型侧弯。

谣言7：脊柱侧弯手术太危险，做了要瘫痪的

澄清：脊柱侧弯手术要严格掌握手术指征，并在专业医疗机构中进行。对于严重的脊柱侧弯，Cobb > 50°，手术是必要的。脊柱侧弯手术是特大型手术，无法完全避免手术并发症，一定要在神经电生理监护的情况下进行方能大大降低手术风险的可能性。99%的手术患者都能健康恢复，能够正常运动，生活质量不受太大影响。

谣言8：脊柱侧弯的手术矫正需要追求完全直的脊柱

澄清：脊柱侧弯的手术矫正并不能完全纠正侧弯的脊柱，一般比较好的效果是纠正原有侧弯的50%。过度的矫正会造成神经的牵拉，有截瘫的风险，反而是不提倡的。

谣言9：脊柱侧弯的支具治疗不能逆转侧弯，最多是维持角度，所以是无效的

澄清：支具治疗是公认的有效治疗手段之一，尤其对于25°～45°的侧弯，骨骼未成熟时佩戴支具是金标准，对于这些孩子，如果不进行干预，加重风险非常大，且加重的侧弯一般不可逆。而佩戴支具能有效防止侧弯加重，是切实有效的治疗手段。

谣言10：轻度脊柱侧弯不需要定期检查

澄清：任何脊柱侧弯都需要定期检查和评估，尤其是青春期的孩子，一般推

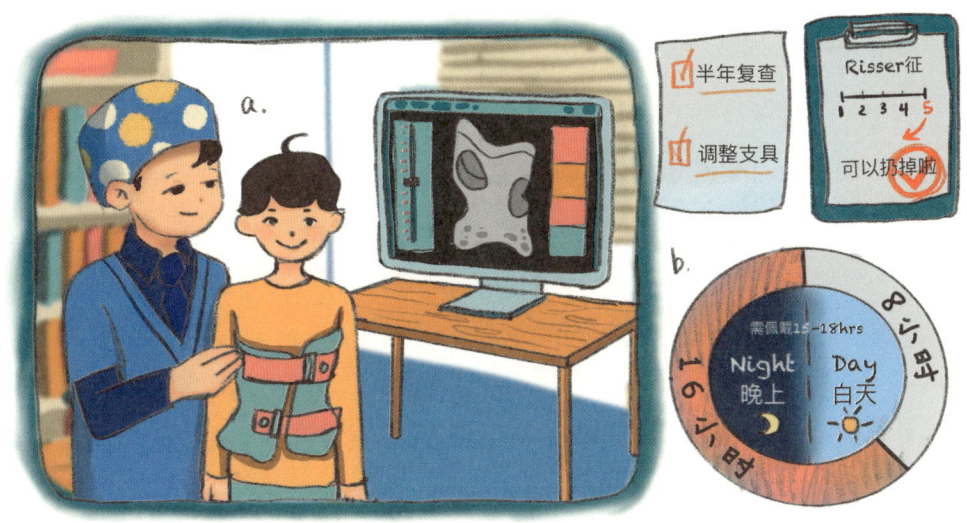

荐半年一次复查，成年以后可以2年复查一次。

谣言11：脊柱侧弯能不拍片最好，多拍要得恶性疾病

澄清：目前国际公认的脊柱侧弯复查拍片频率是半年一次脊柱全长正侧位片。过多的拍片的确是不提倡的。拍X线片的辐射有致癌风险，这是有累积效应的。目前拍一张X线片的辐射量大约是0.02 cGy，是过去的1/30，儿童的剂量更小。所以现有的拍片是相对安全的，可以放心进行。但是CT对于脊柱侧弯就非常不提倡作为常规检查了，一次CT相当于拍了上百次的普通X线片。除非有些特殊情况，如先天性的脊柱侧弯，可能需要CT明确畸形形态。MR是完全没有辐射的，可以安心使用，只是价格稍贵，主要目的是了解脊髓是否有病变，遇到早发性侧弯、神经症状明显的、反常的左胸弯等情况是可以做MR的。

谣言12：支具要全天戴，最少戴23小时，还有1小时用来洗漱

澄清：支具的最佳佩戴时间是16小时，累积即可，不需要连续佩戴，推荐夜间睡觉时佩戴，一般青春期孩子夜间为生长高峰，此时戴支具最有价值。剩余8小时可以不戴支具。

129

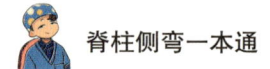

谣言13：必须戴着支具运动

澄清：一般推荐每天至少1～2小时运动时间，虽然戴着支具去运动是可以实现的，但是我们推荐运动的时候可以脱掉支具，这样运动不会有任何阻碍而且畅快，四肢关节和脊柱可以充分地舒展，运动效果才好，同时充分的运动可以预防长时间戴支具造成的腰背部肌肉的萎缩和僵硬。因此，正常运动（不戴支具）实属必要，不会妨碍整体的支具治疗效果。

谣言14：平足是侧弯的病因，侧弯都需要佩戴鞋垫

澄清：有时候会遇到侧弯同时伴有扁平足的情况，但是必须指出，扁平足并不是脊柱侧弯的病因，脊柱侧弯也不需要常规佩戴鞋垫。对于存在骨盆倾斜的脊柱侧弯需要警惕"长短腿"的情况，2 cm 以内的长短脚是可以鞋垫治疗的，2 cm 以上的长短脚则必须手术治疗。

谣言15：背重书包会造成侧弯

澄清：伴随着日益增长的学业压力，学生的书包也越来越重，这也成了许多侧弯患者的焦虑。尽管背重书包对背部姿势可能是不利的，但并没有足够的研究表明会加重侧弯。也有人提出可以用拉杆箱式书包来规避背重书包的风险。

谣言16：脊柱侧弯应该睡硬板床

澄清：过硬的床垫可能会对某些身体部位造成压迫，影响血液循环，导致不适、疼痛甚至皮肤破损，尤其是对于体格偏瘦的或者严重的脊柱侧弯的孩子更是如此。对于中度以上侧弯，睡觉同时还需要佩戴矫形支具，以增加治疗效果，如此一来，也不适合过硬的床垫。同时，睡硬板床对于脊柱侧弯的改善意义不大，侧弯通常不会因为睡姿而得到矫正。总的来说，脊柱侧弯患者选择睡床时应考虑个人情况和舒适度，可能需要尝试不同类型的床垫，找到最适合自己的那一款。老罗的建议是肯定不要睡过软的床垫，中等偏硬可能是最佳选择。

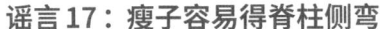

谣言17：瘦子容易得脊柱侧弯

澄清：胖瘦与骨骼大小没有直接关系，也不会影响脊柱侧弯的发病。之所以瘦子会给人容易得侧弯的错觉，大概是因为瘦子如果得了脊柱侧弯，从体表外观更容易被察觉。胖子背部皮下脂肪厚，很容易在做Adams前屈试验时造成假阴性而被遗漏。有部分侧弯患者，胃肠道功能受到一定的影响，也会偏瘦。

谣言18：孩子挺肚子、撅屁股就是骨盆前倾了

澄清：正常情况下骨盆入口与水平面有50°～60°的夹角，同时腰椎相对应会向前凸，加上孩子很容易体态不正、腰骶部肌肉力量不足，就会显得挺肚子、撅屁股，这可未必是病，大部分只需要改善体态、增强运动即可。但有极少情况是由于脊柱滑脱导致，这就要专业医学判断了，的确是需要治疗的。

131

附 录

1. 脊柱侧弯词汇中英对照及解释

英 文	中 文	词 释
Adolescent Idiopathic Scoliosis, AIS	青少年特发性脊柱侧弯	儿科最常见的脊柱畸形，占所有的80%以上
Ankylosing Spondylitis, AS	强直性脊柱炎	属于慢性风湿免疫性疾病，常侵犯骶髂关节
Antertior Spinal Fusion	脊柱前路融合术	常见的脊柱侧弯手术，近年逐渐被后路融合术取代
Antertior Superior Iliac Spine, ASIS	髂前上棘	髂骨前方最突出体表的部分，常被用于定位
Anteroposterior View, AP View	前后位片	又称正位片，脊柱全长拍片必不可少的一部分
Apex	顶端	侧弯最外侧的部分
Apical Vertebra	顶锥	侧弯最外侧的一节椎体
Apophysis	骨骺（髂骨）	常用于判断脊柱发育潜力
Ataxic Gait	共济失调步态	小脑或前庭病变导致的异常步态，又称醉汉步态
Atlanto-axial Subluxation	寰枕半脱位，C_1、C_2半脱位	儿童急性斜颈最常见的原因
Atlas	寰椎，C_1	第一节颈椎，呈环形
Autologous Blood	自体血	患者自身的血
Autotranfusion	自体血回输	将患者自身的血输回身体的技术
Axis	枢椎	第二节颈椎，与寰椎相关节，控制颈部的旋转
Back Pain	背痛	一般由肌肉痉挛、韧带损伤引起

（续　表）

英　文	中　文	词　释
Block Vertebra	阻滞椎	先天性脊柱侧弯的一种，本身无生长发育潜力的椎体
BMP, Bone morphogenetic protein	骨形成蛋白	促进骨生成、骨愈合的蛋白
Bone Graft	骨移植	将骨组织从一处转移至另一处的技术
Bone Spur	骨刺	骨骼局部过度生长产生的
Cervical Spine	颈椎	脊柱的一部分，位于最上端
CTLSO, Cervicothoracolumbosacral orthosis	颈胸腰骶支具	常见的有密尔沃基支具
Coccyx	尾骨	脊柱的一部分，位于最下端
Compensatory Curve	代偿弯	相对于原发弯，或称继发弯，作用是对抗原发弯，保持身体平衡
Congenital Scoliosis	先天性脊柱侧弯	出生即存在的脊柱侧弯类型
Decompensation	失代偿	当代偿弯无法代偿，胸部会出现平衡丢失的现象
Decompression	减压术	去除脊髓、神经根的受压状态的手术
Disc Degeneration	椎间盘变性	椎间盘失去液体或失去原有质地的变化
Disc Herniation	椎间盘突出	纤维环破裂后，髓核向后突出，常导致脊髓受压症状，如手足麻木
Discectomy	椎间盘切除术	切除椎间盘的手术
Distal	远端	远离头部的方向
Double Curve	双弯	或称S型弯，由上下两个弯构成
Dura	硬膜	包含脊髓和脑脊液的三层膜状结构
Facet	小关节	上下脊柱依靠两侧的小关节形成活动度和稳定性
Flatback	平背	脊柱后突不足造成背部外观扁平
Foramen	椎间孔	椎弓根之间的通道，神经根从这里穿出
Fusion	融合术	将多块骨头融合在一起的手术

133

（续　表）

英　文	中　文	词　释
Hemivertebra	半椎体	常见的先天性侧弯类型，由一侧椎体发育异常导致
Hyperkyphosis	过度后突	超过正常范围的后突，Cobb > 50°
Ilium	髂骨	骨盆的一部分
Infantile Scoliosis	幼儿型脊柱侧弯	0～3岁的脊柱侧弯类型
Internal Fixation	内固定	固定在体内骨头上的装置
Intervertebral Disc	椎间盘	2个椎体之间的盘型结构
Juvenile Scoliosis	少年型脊柱侧弯	3～10岁的脊柱侧弯类型
Kyphosis	脊柱后突	脊柱向后弯曲
Lamina	椎板	脊柱后方的结构
Laminectomy	椎板减压	去除一部分或全部椎板的手术
Lateral	外侧的	偏离中线的方向
Lordosis	脊柱前凸	脊柱向前弯曲
Lumbar Curve	腰弯	腰部范围的侧弯
Lumbar Spine	腰椎	腰部范围的脊柱
Marfan Syndrome	马方综合征	一种结缔组织疾病，常伴发脊柱侧弯
Medial	内侧	靠近中线方向
Nerve Root	神经根	脊髓神经向外周神经延续最近端的结构
Neurofibromatosis	神经纤维瘤病	全身神经系统的肿瘤疾病，常伴发脊柱侧弯
Osteotomy	截骨术	将骨头截断的手术
Pedicle	椎弓根	连接椎体和椎板的结构，该位置常用于螺钉固定
PLIF-Postertior Lumbar Interbody Fusion	后路腰椎椎间融合术	常见的治疗腰椎疾病的方法
Posterior	后侧	相对于前侧，背部的方向
Postertior Spine Fusion	脊柱后路融合术	目前最常见的脊柱侧弯手术方式

（续 表）

英 文	中 文	词 释
Primary Curve	原发弯	脊柱侧弯最早出现的弯
Proximal	近端	靠近头的方向
Pseudarthrosis	假关节	脊柱融合术后，部分椎体未能顺利融合，产生可活动的现象
Risser Sign	Risser征	髂骨骨骺的X线片表现，常用于评价骨骼成熟度
Sacrum	骶骨	脊柱的一部分，位于腰椎以下
Sacroiliac Joint, SI Joint	骶髂关节	髂骨和骶骨之间的关节
Schroth Exercises	施罗特操	源自德国的脊柱侧弯康复训练体系
Sciatica	坐骨神经痛	坐骨神经走行路径上的疼痛
Scoliometer	侧弯测量仪	测量脊柱侧弯旋转（AVR）的仪器
Scoliosis	脊柱侧弯	脊柱向侧方发生弯曲，Cobb > 10°
Spinal Canal	椎管	椎体、椎板、椎弓根之间的空间，椎管内占据着脊髓
Spinal Fusion	脊柱融合术	手术将两节以上的脊柱融合成一块的方法
Spinal Stenosis	椎管狭窄	椎管空间变小，常继发于椎间盘突出
Spinous Process	棘突	脊柱最后方的结构，位于正中线，可以徒手在体表触及
Spondylitis	脊柱炎	脊柱的炎症
Spondylolisthesis	脊柱滑脱	上节椎体相对于下节椎体向前方脱位
Spondylolysis	脊柱峡部裂	脊柱峡部发生的断裂，一般伴有脊柱滑脱
Structural Curve	结构性弯	相对于非结构性弯（姿势性弯），不能随姿势变化而恢复
Thoracic Spine	胸弯	胸部范围的侧弯
TLSO, Thoracolumbosacral Orthosis	胸腰骶支具	常见有Boston支具
TLIF, Transforaminal Lumbar Interbody Fusion	经椎间孔椎间融合术	常见的治疗腰椎疾病的方法
Vertebra	脊椎	人体的中轴结构，由颈、胸、腰、骶、尾椎构成

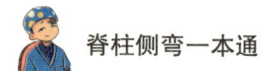

2. SRS-22患者问卷

SRS-22患者问卷是目前最权威的脊柱侧弯生活满意度评估工具，有22个评分选项，每个问题得分均为1～5分，1分代表最差，5分代表最好。该问卷可以帮助医生了解侧弯对患者身心的影响。患者也可以自测后交由医生参考。

姓名：_____

出生日期：_____

日期：_____

性别：男／女

年龄：_____ 岁月

病历记录：_____

指示：我们正在细心评估你背部的情况，因此问卷上的每一个问题必须由你亲自回答。

请在每一条问题所提供的选择中，小心圈出你认为最正确的一个答案。

01）以下哪一项最能够准确描述你在过去6个月所感受到痛苦的程度？

　　　无痛苦

　　　轻微

　　　中等

　　　中等至严重

　　　严重

02）以下哪一项最能够准确描述你在过去1个月所感受到痛苦的程度？

　　　无痛苦

　　　轻微

　　　中等

　　　中等至严重

　　　严重

03）总的来说，在过去6个月期间你感到十分焦虑吗？

　　　完全没有

小部分时间

有时

大部分时间

全部时间

04）如果你必须在背部维持现状不变的情况下继续生活，你会有什么感受？

十分愉快

某种程度上愉快

没有愉快或不愉快

某种程度上不愉快

十分不愉快

05）你现在的活动能力如何？

仅限于床上

基本上不能活动

一些的运动及劳动

有限度的运动及劳动

活动不受限制

06）你穿上衣服后的外观如何？

很好

好

可以接受

差劲

十分差劲

07）在过去6个月期间，你曾感到十分沮丧以至于任何事物也不能让你开怀吗？

经常

大多数时间

有时

很少数时间

完全没有

08）你在休息时背部有感到疼痛吗？

　　经常

　　大多数时间

　　有时

　　很少数时间

　　完全没有

09）你现在在公司/学校活动能力为多少？

　　正常的100%

　　正常的75%

　　正常的50%

　　正常的25%

　　正常的0%

10）以下哪一项最能够描述你躯干的外观？（躯干的定义为人的身体除去头部及四肢）

　　很好

　　好

　　可以接受

　　差劲

　　十分差劲

11）下列哪一项最能够准确地描述你因背部疼痛而所需服用的药物？

　　无

　　一般止痛药（每星期服用一次或更少）

　　一般止痛药（每天服用）

　　特效止痛药（每星期服用一次或更少）

　　特效止痛药（每天服用）

　　其他：＿＿＿＿＿＿＿＿＿＿＿＿＿＿＿＿＿＿＿＿＿

12）你的背部疼痛是否影响你做家务的能力？

　　没有

少许

某种程度上是

很大程度是

经常是

13）总的来说，你在过去6个月期间感到安宁和平静吗？

经常

大多数时间

有时

很少数时间

完全没有

14）你有没有感到你背部的状况对你的人际关系构成影响？

没有

少许

某种程度上有

很大程度有

经常有

15）你和（或）你的家人有没有因为你背部的问题而在经济方面遇到困难？

极其有

很大程度上有

一定程度上有

少许

没有

16）总的来说，你在过去6个月期间有没有感到失落和灰心？

完全没有

很少数时间

有时

大多数时间

经常

17）在过去3个月期间你有没有因背痛而向学校/公司请假？如有，共有多少天？

    零天

    1天

    2天

    3天

    4天或以上

18）你背部的状况有否阻碍你和家人/朋友外出？

    从来没有

    很少数时间

    有时

    大多数时间

    经常

19）你现在背部的状况会让你觉得自己仍有吸引力？

    会，很有吸引力

    会，某种程度上有吸引力

    无影响

    否，没有什么吸引力

    否，完全没有吸引力

20）总的来说，你在过去的6个月里感到愉快吗？

    完全没有

    很少数时间

    有时

    大多数时间

    经常

21）你对你背部治疗的效果感到满意吗？

    十分满意

    满意

不是满意也不是不满意

不满意

非常不满意

22）如果你的背部再次遇到同样的情况你会不会接受同样治疗？

一定会

可能会

不清楚

可能不会

一定不会

多谢你的合作，如有任何意见请填写在以下空间。

～ 问卷完～

3. 快问快答

脊柱侧弯是什么？	脊柱向侧方发生弯曲，超过10°为脊柱侧弯，不足10°为脊柱不对称
脊柱侧弯可以治愈吗？	脊柱侧弯不能完全治愈，但可通过一定的方法维持角度不加重
脊柱侧弯病因是什么？	特发性脊柱侧弯目前没有明确病因。非特发性侧弯一般可以找到病因，如先天性、肌肉性、综合征性、外伤性等
特发性脊柱侧弯真的没有病因吗？	目前认为特发性脊柱侧弯是多基因、多环境因素影响的疾病
脊柱侧弯是站姿坐姿不正造成的吗？	目前没有明确的研究可以证明脊柱侧弯和不良姿势有关
姿势性侧弯是真的侧弯吗？	由于姿势不当造成的假性侧弯，并非真的侧弯，也不需要治疗
小燕飞和拉单杠可以治疗脊柱侧弯吗？	这两种运动不能纠正脊柱侧弯，但适当训练可以增加脊柱力量
脊柱侧弯遗传吗？	特发性脊柱侧弯大约1/3能发现家族史。目前已经发现很多基因可能与脊柱侧弯有关

141

（续 表）

如何快速自查脊柱侧弯？	经典的体检方法是 Adams 前屈试验，可参考本书所述六步法在家中自测
蝴蝶骨不对称就是脊柱侧弯吗？	蝴蝶骨又称肩胛骨。蝴蝶骨不对称仅仅提示有侧弯的可能，并不能直接诊断侧弯成立
驼背就是侧弯吗？	驼背不是侧弯。侧弯是脊柱向侧方弯曲，驼背是脊柱向后方弯曲
脊柱侧弯影响怀孕吗？	侧弯不会影响怀孕，但会影响分娩时的麻醉方式，可能不适合腰麻
脊柱侧弯可以运动吗？	脊柱侧弯非常需要运动，否则更容易加重侧弯，但不建议进行过于激烈的运动
游泳可以治疗脊柱侧弯吗？	对于脊柱侧弯，游泳是推荐的运动之一，建议每周 1～2 次，每次 30～60 分钟
脊柱侧弯是突然发病的吗？	脊柱侧弯并不是突然发病的，但起病隐匿，不容易自己发现。一般在青春期每半年可加重 5°～10°
脊柱侧弯会痛吗？	青少年期间脊柱侧弯一般很少表现为疼痛，但是进入成年后，受重力影响，疼痛会明显加重
脊柱侧弯影响身高吗？	除非非常严重的侧弯，一般情况脊柱侧弯影响身高是有限的。部分情况反而可能出现升高增加的情况，如马方综合征
脊柱侧弯检查拍哪种片合适？	脊柱全长正侧位片为标准摄片，CT、MR 并不是常规检查
EOS 是黑科技还是智商税？	EOS 拍摄时体位并非标准脊柱拍片姿势，双手位于锁骨处，这会影响受检查者的平衡，造成评估脊柱侧弯不准确
脊柱侧弯多久复查一次？	考虑到拍片的辐射影响，一般建议半年左右复查一次
单侧活动容易得侧弯吗？	正常的单侧活动不会造成侧弯，但大量长期的单侧活动有增加侧弯的可能性
脊柱侧弯要开刀吗？	目前脊柱外科界普遍认为 Cobb > 50° 才有手术需要
脊柱侧弯手术后能运动吗？	脊柱侧弯术后经过合理的康复训练后，是可以回归运动的
脊柱侧弯手术后多久能下地？	鼓励侧弯手术第二天下地适当活动
脊柱侧弯手术的内固定需要再手术取出来吗？	一般不建议取出脊柱侧弯手术的内固定，以防止复发
脊柱侧弯手术风险高吗？	脊柱侧弯手术是高难度手术，具有一定的风险，但随着手术技术的提高和神经电生理监护的应用，目前手术风险已经大大地降低

（续 表）

支具治疗侧弯每天多少小时最合适？	16～18小时最佳。10小时以内等同于不戴
戴支具能把脊柱侧弯矫到直吗？	支具不能完全矫正脊柱侧弯。戴支具的理想状态下，侧弯可以纠正50%左右
支具是越贵越好吗？	支具根据其工艺、材料、设计不同，价格也不同，需要根据病情需要合理选择支具，绝对不是越贵越好
支具是越紧越好吗？	支具不是越紧越好。现代支具强调凹侧有足够的释放空间，更有利于侧弯的矫正效果。可以在医生和支具师的指导下，逐步调整支具的松紧程度
正骨能治疗脊柱侧弯吗？	目前国际上没有公认的正骨成功治疗侧弯的报道
成人侧弯就不会加重了吗？	50°以内的侧弯在成人不会加重。但50°以上的侧弯，成人期间每年仍会加重1.5°左右
脊柱侧弯会压迫内脏吗？	轻中度侧弯并不会压迫内脏。极重度侧弯（Cobb＞80°）有可能压迫心肺
脊柱侧弯是残疾吗？	轻中度侧弯不是残疾。重度侧弯（Cobb＞45°）和驼背畸形（Cobb＞70°），根据中国残疾人实用评定标准，属于中度残疾。在日常生活中，在无辅助器械下，可能会受到一定的影响，但尚能自理